神经内科
住院医师手册

王天红　谢莉红◎编著

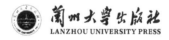

兰州大学出版社
LANZHOU UNIVERSITY PRESS

图书在版编目（ＣＩＰ）数据

神经内科住院医师手册 / 王天红，谢莉红编著. --
兰州 ： 兰州大学出版社， 2017.11
　ISBN 978-7-311-05257-7

　Ⅰ．①神… Ⅱ．①王… ②谢… Ⅲ．①神经系统疾病
－诊疗－手册 Ⅳ．①R741-62

中国版本图书馆CIP数据核字(2017)第267770号

责任编辑　王淑燕
封面设计　郇　海

书　　名　神经内科住院医师手册
作　　者　王天红　谢莉红　编著
出版发行　兰州大学出版社　（地址:兰州市天水南路222号　730000）
电　　话　0931-8912613(总编办公室)　0931-8617156(营销中心)
　　　　　0931-8914298(读者服务部)
网　　址　http://press.lzu.edu.cn
电子信箱　press@lzu.edu.cn
印　　刷　虎彩印艺股份有限公司
开　　本　880 mm×1230 mm　1/32
印　　张　9.25
字　　数　238千
版　　次　2017年12月第1版
印　　次　2017年12月第1次印刷
书　　号　ISBN 978-7-311-05257-7
定　　价　24.00元

（图书若有破损、缺页、掉页可随时与本社联系）

前　言

　　临床神经科学是一门极富逻辑推理的科学。神经系统疾病可能遍布身体各部，其疾病的发生、发展和临床表现复杂多样，这就要求临床神经科医师必须具备全面的医学基础知识、临床知识以及严谨的思维能力。临床医师只有掌握神经解剖、神经电生理、神经影像、神经药理学等方面的知识，才能很好地诊断与治疗神经系统疾病。对于初入临床的住院医师来说，在短时间内全面掌握以上知识绝非易事。

　　我们做住院医师工作已近10年，在科室各位上级医师的言传身教下，通过阅读大量的神经病学著作，积累了一定的神经病学知识。自从在北京协和医院神经科进修学习后，我们对神经病学知识进行了总结、归纳，临床诊疗能力也得到很大提高。作为神经内科医师，我们了解临床医师的需求和想法，熟悉他们的问题与困难。从多年的工作实践中，我们感到广大临床医师需要的是一本实用性强、易于理解、易于掌握的工具书，它可以真正为临床诊断和治疗提供依据，可以将这些知识和技术更直接地应用于临床，确实能够解决一些具体问题。为此，我们编写了这本《神经内科住院医师手册》（其中第一、第四、第五、第六章由王天红编写，第二、第三、第七章由谢莉红编写），希望能够为住院医师在短时间内全面掌握神经病学知识有所帮助。

　　本书主要包括神经解剖学、神经电生理学、经颅多普勒、腰椎穿刺术、神经影像学、神经病学常用药物及神经科常用临床量表几个部分。其中神经电生理检测在神经源性疾病和肌源性病变的鉴别诊断以及神经病变的定位、损害程度和预后判断方面具有重要价值。在疾病的定位诊断中，神经影像学和神经电生理学相结合也越来越重要，它能使神经科疾病诊断的准确性得到很大提高，很多青年医师对神经电生理学了解甚少，本书对神经电生理学进行了较为详细的描述，以供初学者参考。尽管编者对本书进行了多次审校，但由于知识水平有限，疏漏在所难免，恳请读者予以批评指正。

　　最后，衷心感谢兰州大学出版社领导及各位老师的辛苦工作和精心指导，使本书得以顺利出版。

王天红　谢莉红

2017年10月

目 录

第一章 总 论

第一节 神经系统基本结构

神经病学是研究神经系统（脑、脊髓、周围神经）和骨骼肌肉疾病的诊断和防治的临床科学。学好神经病学，必须熟悉神经功能解剖和神经损害的基本特征并且具备识别损害特征的能力。

神经系统由神经细胞和神经纤维相互连接组成。神经细胞包括脑、脊髓各区、神经核团的功能细胞（神经元）和胶质细胞；神经纤维由神经细胞的轴突（索）构成。

一、神经细胞

神经细胞包括神经元和胶质细胞。

（一）神经元

神经元由细胞体、轴突（索）和树突组成。细胞体内含核糖体和各种遗传物质，合成各种蛋白和物质。

轴突为神经元最大突起，延伸部分构成神经纤维。中枢神经的轴突组成神经传导束，如皮质脊髓束；脊髓前角运动神经元的轴突组成周围神经。轴突由轴突膜包绕，形成神经纤维管，轴突膜外有髓鞘包绕。中枢神经的髓鞘由少突胶质细胞包绕形成，周围神经的髓鞘由施万细胞包绕形成。

树突为神经元胞体周边的突起或延伸，接受其他神经元的轴突形成突触。

（二）胶质细胞

胶质细胞存在脑与脊髓中，脑内占90%。胶质细胞分为大胶质细胞和小胶质细胞。大胶质细胞又分为少突胶质细胞、星形胶质细胞和室管膜细胞。少突胶质细胞可再生，位于脑白质内，包绕神经元的轴突，形成髓鞘。一个少突胶质细胞可以包绕40~50根轴突。星形胶质细胞位于神经系统血管周边，在血脑屏障的血管周边形成伪足，为血脑屏障及离子通道的调节起关键作用。星形胶质细胞可以再生，在脑损伤后形成胶质瘢痕。室管膜细胞、沿液体腔隙、脑室和脊髓中央管排列，构成脑室、中脑导水管和脊髓中央管的壁。质细胞是中枢神经系统的吞噬细胞，可以吞噬中枢神经系统损伤、感染或疾病产生的碎片，分泌各种炎性细胞因子，激活中枢神经内的炎性免疫反应。

二、神经纤维

神经纤维由轴突、髓鞘和髓鞘膜组成。神经纤维的功能是联系神经元与效应器之间的通路，将上级神经元的兴奋性输送到下级神经元，或将效应器的兴奋性输送到上级神经元。神经纤维分为有髓纤维和无髓纤维。有髓鞘包绕的神经纤维称为有髓纤维，仅有轴突膜包绕的纤维为无髓鞘纤维，因此无髓鞘纤维仅由轴突和髓鞘膜组成。髓鞘由郎飞结节、结节连接部和结节区组成，神经兴奋性在郎飞结节间跳跃式传导。髓鞘是一种脂质蛋白膜，主要成分为磷脂和蛋白质，主要蛋白质有糖蛋白、碱性蛋白，在神经系统炎性脱髓鞘疾病和遗传相关性周围神经病中有重要意义。髓鞘有两大功能：保护神经元轴突不受损伤，传递神经元细胞体的信号到达突触前膜。

第二节　神经系统疾病的诊断程序

　　神经系统疾病的诊断要进行病史询问、详细的神经系统体格检查，进而了解患者的症状、体征和病程的演变过程。诊断需要进行三个步骤的分析：（1）是否有神经系统疾病，这些症状、体征与神经系统有无关系？即定向诊断；（2）哪个部位的神经系统疾病？即定位诊断；（3）什么性质的神经系统疾病？即定性诊断。

一、定向诊断

　　根据神经系统的症状，全面分析推断病损累及的器官和系统。神经系统疾病的主要临床表现是运动和感觉的障碍，如瘫痪、抽搐、疼痛，有的伴有意识、言语高级神经功能的障碍。有些神经疾病的症状是心血管、内分泌、呼吸等内、外、妇、儿各专科疾病的神经系统并发症，有的则是其他器官或组织如骨、关节、周围血管及结缔组织等疾病引起的运动、感觉障碍而类似神经受累。因此，在临床思维上首先强调整体观念。

二、定位诊断

　　根据病史、临床症状和体征来推断受损的部位，要建立在神经系统的解剖和生理基础上。因为同一部位的病变有共同的表现，而不同性质的病变各有其特殊的表现。

　　为便于记忆及学习，可以将神经系统分为 10 个神经解剖部位：1. 大脑；2. 锥体外系；3. 脑干/小脑；4. 脊髓；5. 神经根；6. 神经丛；7. 周围神经；8. 神经-肌肉接头；9. 肌肉；10. 脑膜。下面分别叙述不同部位损害的定位诊断。

(一) 大脑

大脑皮层或皮层下病变除可出现中枢性瘫痪、皮质性感觉障碍、皮质盲等局灶性症状外，最为突出的症状是出现痫性发作及高级功能神经活动障碍（意识障碍、认知功能障碍、失语、精神症状）。因此，大脑半球有五个特异性体征：痴呆或神志恍惚状态，失语，抽搐，同向偏盲，伴有神经系统体征的情感、人格、行为异常。出现以上症状或体征，可定位于大脑。不同脑叶损害可产生不同的临床症状。额叶受损主要表现为随意运动障碍、运动性失语、认知功能障碍、局灶性癫痫。顶叶受损主要表现为皮质型感觉障碍、失读、失用。颞叶受损主要表现为精神症状、认知功能障碍、感觉性失语、精神运动性癫痫。枕叶受损主要表现为视野缺损、皮质盲。

大脑半球疾病的鉴别诊断要看病变是单侧还是双侧的。如脑血管病、颅内肿瘤为局灶性病变或单侧大脑半球病变，而脑炎、营养代谢、中毒、药物等为弥漫性损害或双侧大脑半球病变。大脑弥漫性损害可出现一种特殊的临床状态，即脑病。

脑病是一种快速发生的混沌状态，失语常常被误认为混沌状态。失语的体征是言语错乱、举名性失语、言语流畅性异常以及复述差，其中任何一个表现都提示可能是局灶性病变，多提示卒中，从而可排除代谢性、中毒性病因。混沌状态多由代谢性、中毒性或缺氧-缺血造成。

(二) 锥体外系

人体有三个运动系统：皮质脊髓束、锥体外系和小脑系统，分别负责调解运动的驱动、姿势的维持和运动的协调。锥体外系负责姿势的维持，其病变可引起异常的不自主运动和异常的姿势。此系统主要以位于深部的皮质下区域的特殊核团基底节为代表，主要核团是尾状核、苍白球、壳核、底丘脑，另外一个结构是位于中脑的黑质。锥体外系病变可引起如投掷症、徐动症、舞蹈症、肌张力障碍及震颤等异常的不自主运动。投掷症引起近端关节的突发运动，舞蹈症累及远端肌群，徐动样运动为蠕动，肌张力障碍以异常姿势为特征。

（三）脑干/小脑

脑干病变：主要特征是交叉体征和异常眼球运动。交叉体征的典型表现为：一侧颅神经受累和对侧的偏瘫或偏身感觉障碍，如右侧面部无力和左侧偏瘫；第三对颅神经麻痹和对侧偏瘫（Weber综合征）；第三对颅神经病变伴对侧震颤或舞蹈样动作（Benedkit综合征），或同侧凝视麻痹和对侧偏瘫，即凝视向右侧伴右侧偏瘫（Foville综合征）。吞咽困难、眩晕、复视及面部麻木是脑干缺血的常见症状。脑干单侧病变多以脑血管病多见，而脑干弥漫性病变则引起双侧多颅神经和双侧传导束症状，如：脑干脑炎。

小脑病变：小脑半球病变引起同侧肢体共济失调，蚓部病变表现为躯干及双下肢共济失调；弥漫性小脑病变主要表现为躯干和语言共济失调，如脊髓小脑共济失调、多系统萎缩。

另外，眼球震颤的方向指的是其快相，大多数形式的病理性眼球震颤发生于脑干病变，而少见于单纯小脑病变。纯旋转的、多方向的、斜向的、非共轭的、垂直的眼球震颤快相提示脑干/小脑病变。外周性前庭疾病通常会引起水平的、方向固定的眼球震颤，伴有轻微旋转成分。

（四）脊髓

脊髓横贯性病变为受损部位以下运动、感觉及括约肌三大功能障碍，表现为完全性或不完全性截瘫或四肢瘫、传导束型感觉障碍和尿便功能障碍。可以根据感觉障碍的最高平面、运动障碍、深浅反射的改变和自主神经功能障碍大致确定脊髓病变的范围。

脊髓单侧损害可出现脊髓半切综合征，表现为病变平面以下对侧痛温觉丧失，同侧上运动神经元性瘫痪和深感觉丧失。

脊髓部分性损害，锥体束和脊髓前角损害-肌萎缩侧索硬化；锥体束及后索损害-亚急性脊髓联合变性；后角和前联合损害，节段性痛温觉障碍，轻触觉保留，即分离性感觉障碍-脊髓空洞症。

（五）神经根

脊神经根由前根和后根组成。运动前根起源于脊髓前角的运动细胞，后根起源于后根神经节。后根损害主要症状为节段性（根性）疼痛和感觉障碍，如病损在脊神经根时，还伴有带状疱疹，如根性坐骨神经痛。运动前根受损可呈节段性肌萎缩、无力和肌束震颤，该区域内腱反射减弱，如进行性脊肌萎缩症，多发性神经根炎。

（六）神经丛

臂丛由C5~8和T1神经的前支组成，颈5、6神经根的前支形成上干，颈7神经根的前支形成中干，颈8和胸1神经根的前支一起形成下干。

臂丛上型（C5、6）损害：主要影响肩带肌，出现肩部肌肉萎缩、瘫痪，上臂不能外展举起，不能屈肘，但腕及手指动作无损。上臂外侧有感觉障碍，肱二头肌腱反射减弱或消失，这些症状多由于外伤，如穿刺伤、跌伤、产伤（由于难产时牵拉胎头）所致。

臂丛下型（C7-T1）损害：主要影响手。例如手部小肌肉萎缩、瘫痪，形成鹰爪手；手的尺侧感觉缺失，肱三头肌腱反射消失，可出现霍纳征。臂丛下型损害多见于肺部疾病（肺癌）、锁骨骨折、脱臼、肱骨头骨折。

腰丛：由L1-3神经前支的全部和L4前支的一部分组成。受损的临床表现为：屈髋、伸膝和髋内收无力，大腿内侧感觉缺失，膝腱反射减弱和消失。

骶丛：包括L4-5和S1-3。受损的临床表现为：伸髋、屈膝无力，大腿后面及前外侧小腿和足背外侧感觉丧失。腰骶丛神经病多见于盆腔肿瘤、腹膜后血肿及特发性腰骶神经丛病。

（七）周围神经

由于脊神经包含运动、感觉、自主神经纤维，受损时在其支配区域会出现感觉、运动和自主神经症状。运动受损症状为下运动神经元性瘫痪，感觉受损症状取决于周围神经是小纤维性（痛觉和温度觉）还是大纤维性（振动觉、位置觉以及触觉）。远端无力、感觉丧失以及反射减弱支持周围神经病，常见于急性炎性脱髓鞘性多发性周围神经病、多发性神经病。局灶性周围神经病（神经干病）可因外伤和压迫性病变所致。正中神经在腕管处容易受压，尺神经在肘部的肘管处容易受压。股神经可因生孩子过程中的牵拉性损伤而受到影响。大腿股外侧皮神经可在腹股沟下方受到压迫。腓神经可在腘窝处受压，导致足下垂和"跨阈步态"。

（八）神经-肌肉接头

神经-肌肉接头是神经与肌肉的结合，由突触前膜（神经终末）和突触后膜（终板膜）组成，两者之间为突触间隙。此类疾病的主要症状为肌无力，尤其是疲劳性肌无力。如：突触前膜疾病——兰柏特-伊顿综合征是由于突触前膜乙酰胆碱释放不足所致的一种罕见疾患，可出现近端肌无力、感觉异常以及诸如阳痿和少汗等自主神经系统异常，大约50%的患者有小细胞肺癌。突触后膜疾病——重症肌无力，可出现眼睑下垂、眼外肌无力、吞咽困难、声音嘶哑、疲劳以及面肌和近端肢体无力。肉毒素和氨基糖甙类抗生素的毒性作用可产生神经-肌肉接头疾病。肉毒毒素可阻断突触前膜乙酰胆碱的释放，氨基糖甙类抗生素也可导致乙酰胆碱释放减少，进而使神经-肌肉接头突触后膜对乙酰胆碱的敏感性降低。

（九）肌肉

肌肉疾病的临床症状和体征有：

1. 肌肉无力：最常发现为近端肌无力，而远端肌无力并非罕见。上肢肩带肌无力表现为举臂过头困难，梳头困难，远端手无力表现为拧钥匙、开瓶盖困难。下肢骨盆带肌无力表现为上楼梯、蹲下起立及上公交车困难。臀大肌无力表现为从座位站起困难。股四头肌无力表现为下楼梯困难。腓肠肌无力时脚尖行走困难。

2. 疲劳：疲劳几乎见于所有类型肌病，患者在静息时感觉可能正常，但运动时极易疲劳。

3. 肌肉萎缩：在肌病中的表现仅次于肌无力，肌肉萎缩程度总体上与肌无力程度相称。

4. 步态异常：肌营养不良症、重症肌无力或多发性肌炎可导致四肢近端无力，呈"鸭步"。远端型肌营养不良症患者由于胫前肌无力，行走时呈"跨阈步态"或"鸡步"。

5. 肌痛：肌肉疼痛是肌病的另一个常见症状，伴有肌肉痉挛的肌肉压痛是某些代谢性肌肉的重要特征，如脂质沉积性肌病及线粒体肌病。

6. 异常肌肉活动：（1）肌束震颤：是肌纤维束或肌群的一种短暂、非同步抽动，由前角运动单位的不自主收缩引起，虽为肌肉异常活动，但并非肌病的表现；（2）肌肉颤搐：是肌肉的一部分呈反复不自主、虫蠕动样活动或波浪样运动，有时与肌束震颤难以区别，可通过肌电图鉴别。肌肉颤搐并非肌病的表现，主要见于神经源性疾病，如神经性肌强直。（3）肌强直：表现为肌肉在自主收缩后难以立即放松，由肌膜自发重复去极化所致，在肌电图上有特殊的肌电图声音和表现，多见于强直性肌营养不良和其他强直性肌病。

7. 骨骼畸形：肌病常见的骨骼畸形有脊柱畸形、关节畸形和足弓过高表现。

（十）脑膜

脑膜疾病的主要体征为脑膜刺激征，即颈强直、凯尔尼格征（Kernig）、布鲁斯基征（Brudzinski）。脑膜刺激综合征还包括头痛、呕吐、全身痛觉过敏。急性脑膜疾病多由感染或出血引起，软脑膜癌病通常起病缓慢。

三、定性诊断

病变部位确定后，需探明疾病病因，即为定性诊断。它通过病史采集了解起病形式，病程中转归，应用病理生理学知识进行病因分析，再通过适当的辅助检查，进一步明确病变性质。神经系统疾病的病因如下：

1. 感染：发病多为急性、亚急性起病，数日或数周达高峰。神经系统症状常较为广泛、弥散，可有发热等全身感染中毒的症状和体征，血液和脑脊液的实验室检查可进一步明确感染的性质和原因。

2. 外伤：多有明确的外伤史，一般急性起病，亦可经过一定时间后发病，如慢性硬膜下血肿、外伤性癫痫，应注意有无胸腹等处的复合伤。

3. 血管性疾病：发病急骤，症状可在几分钟内、几小时或几天内达高峰，多与其他器官疾病如高血压、糖尿病、心脏病和动脉硬化相关。

4. 肿瘤：起病缓慢，病情逐渐发展加重，常有局限神经系统受损的体征。颅内肿瘤有头痛、呕吐、视乳头水肿的颅内压增高征象，脊髓肿瘤可有椎管阻塞。

5. 脱髓鞘性疾病：呈急性或亚急性起病，病程常呈缓解与复发交替状况，症状时轻时重，部分病例起病缓慢，呈进行性加重。症状可局限在脑或脊髓，亦可呈多灶性，涉及脑、脑干、小脑、脊髓和视神经，如多发性硬化、急性播散性脑脊髓炎。

6. 变性疾病：起病隐匿，病程及进展缓慢，呈进行性加重，选择性损害神经系统中的某一部位。如：阿尔茨海默病主要累及颞叶、海马，主要表现为认知功能障碍；运动神经元病主要累及上下运动神经元，表现为肢体无力、肌肉萎缩和延髓麻痹；脊髓小脑共济失调主要累及小脑、脊髓，表现为小脑性共济失调，多有家族史。

7. 代谢性疾病：凡缺血、缺氧、低血糖、高血糖、肝肾衰竭、糖尿病、血脂水平紊乱、甲状旁腺功能亢进或减退、高钙血症、高胆红素血症均涉及一些系统性疾病，需熟悉它们可能产生的神经系统损害。有些代谢病也是遗传性疾病，具有遗传性疾病的特点。

8. 营养缺乏性疾病：起病慢，病程较长，往往有消化系统疾病或长期静脉补充营养病史，亦可见较严重的妊娠呕吐孕妇，如维生素 B_1 缺乏引起的多发性神经病、Wenicke-Korsakoff 综合征，维生素 B_{12} 缺乏亚急性脊髓联合变性。

9. 中毒性疾病：呈急性或慢性起病，常有长期接触酒精、工业制剂和药物史，酒精中毒是一种常见疾病，可有急性中毒（昏迷、兴奋）、戒断综合征（震颤、谵妄、抽搐）和慢性戒断等。慢性者可继发神经系统很多疾病，如：Wenicke-Korsakoff 综合征、周围神经病、视神经萎缩、小脑变性、脑萎缩、痴呆。长期应用镇静药、抗精神病药物、抗肿瘤药物和免疫抑制剂、胺碘酮等可产生神经系统中毒症状。

10. 遗传性疾病：病史中同胞或近亲中有相同类型的神经疾病，症状多为进行性发展。部分疾病具有特征性：如先天性肌强直出现肌强直、肝豆状核变性的角膜 K-F 环、进行性肌营养不良的假性腓肠肌肥大。

第三节　神经系统损害的基本临床特征

一、按症状、体征描述

神经系统的症状，按其发病机制分为四组，缺损症状、释放症状、刺激症状和断联休克症状。（1）缺损症状：正常机能的减弱或丧失。如：一侧内囊出血，破坏了通过内囊的运动和感觉传导束，出现对侧的偏瘫和偏身感觉缺失。（2）释放症状：高级中枢受损害后，原来受其制约的低级中枢因抑制解除而出现的功能亢进，如锥体束损害后瘫痪肢的肌张力增高、反射亢进和巴宾斯基征（Babinski）阳性。（3）刺激症状：神经结构受刺激后所产生的过度兴奋活动，如：大脑运动区皮质受肿瘤、疤痕刺激后引起的局灶性癫痫发作。（4）断联休克症状：中枢神经系统局部发生急性严重损害时，引起在功能上与受损部位有密切联系的远隔部位神经功能短时丧失，如内囊出血急性期中的意识障碍，偏瘫肢体的肌张力减低、深浅反射消失（脑休克）；急性脊髓炎病变时，损害平面以下的迟缓性瘫痪（脊髓休克）。断联休克期过后，受损组织的机能缺损症状和释放症状会逐渐出现。

二、按神经系统疾病的病变范围分类

神经系统疾病按病变部位可分为三类：局灶性、弥漫性和系统性（传导束性）病变。

1. 局灶性：指神经系统某一局部结构受到损伤而引起的神经症状和体征。如一侧大脑中动脉梗死引起的对侧偏瘫，大脑后动脉梗死引起的对侧视野缺损。局灶性病损可为多灶性，即在多个部位有相同的病损，如视神经脊髓炎患者有视神经和脊髓同时或相继受累的局灶性脱髓鞘病变的症状和体征。

2. 弥漫性病变：指神经系统内散在的、弥漫性损害，病变累及一侧或两侧大脑半球、灰质、白质、脑干、脊髓乃至周围神经，如急性播散性脑脊髓炎、多发性硬化。

3. 系统性病变：指神经系统损害的症状以局限于神经解剖某一系统为主的神经疾病。如：运动神经元病（锥体系）、锥体外系疾病（基底节-纹状体）。

第四节　神经系统检查

神经系统检查是定位诊断必不可少的环节，是在一般内科查体基础上针对神经系统而进行的专科化的查体项目。神经科医师进行神经系统查体要注重全面性、客观性和针对性。全面性：依次检查意识、认知和语言状态、脑神经、感觉系统、运动系统、反射、脑膜刺激征、自主神经系统功能，而且强调双侧对比，如双侧肢体的感觉障碍分布、肌力和反射的对称性。客观性：分清所获得的体征是否真实，是否具有可重复性，在感觉障碍和病理反射检查中尤为重要。针对性：患者的临床症状提示存在哪些问题，应当从查体方面进行针对性的验证。

一、意识、认知和语言状态

（一）意识障碍

意识是中枢神经系统（简称CNS）对内外环境的刺激所做出的应答反应的能力。意识障碍分为觉醒状态和意识内容变化。觉醒状态（意识水平下降）包括：嗜睡、昏睡和昏迷。意识内容变化包括谵妄状态、意识模糊。

1. 觉醒状态障碍

（1）嗜睡：是最轻的意识障碍，主要表现为病理性持续睡眠状态。可被轻度的刺激唤醒并能正确回答提问或做出各种反应，但当刺激停止后又很快入睡。

（2）昏睡：指觉醒水平较嗜睡更为严重的意识障碍状态。仅对强烈的或重复的刺激可能有短暂的觉醒，对语言无反应或反应不正确，一旦停止刺激又很快陷入昏睡。

（3）昏迷：严重的意识障碍。患者对自身及周围环境不能认识，对外界刺激反应很差或无反应，无睁眼运动，无自发性语言运动，罕见自发性肢体运动，生理反射正常、减弱或消失，生命体征稳定或不稳定。分为：浅昏迷、中昏迷、深昏迷。

①浅昏迷：意识丧失，压迫眶上缘或挤捏肢体皮肤可有痛苦表情或躲避反应，较少的无意识自发动作；角膜反射、瞳孔对光反射、咳嗽反射、吞咽反射等存在；生命体征稳定。

②中昏迷：较浅昏迷，表现为对疼痛刺激无反应，四肢完全处于瘫痪状态，虽然角膜反射、瞳孔对光反射、咳嗽反射及吞咽反射等尚存在，但明显减弱，腱反射亢进，病理反射阳性，呼吸、循环功能一般尚可。

③深昏迷：对外界任何刺激无反应，自发动作完全消失，角膜反射、瞳孔对光反射、咳嗽反射、吞咽反射等消失，病理征阳性或消失，生命体征不稳定。

2. 意识内容障碍

（1）谵妄状态：注意力、定向力、自知力障碍，出现错觉、幻觉，多激惹、焦虑、恐惧，可间歇性嗜睡。最常见于急性弥漫性脑损害或脑的中毒性病变，如酒精中毒或巴比妥类药物依赖者突然停药后，也可见脑炎、脑膜炎。

（2）意识模糊：意识范围缩小，定向力障碍多不严重（时间定向障碍相对严重），淡漠、嗜睡、注意力缺陷。

3. 特殊类型的意识障碍

（1）去皮质状态：能睁眼或出现无目的眼球转动；对言语及外界刺激缺乏有意识的反应或有目的的肢体活动；脑干反射及自主神经功能存在，可出现原始反射；睡眠－觉醒周期存在；缺乏情感反应；肢体屈曲或下肢伸直。

（2）无动性缄默症：病变在脑干上部和丘脑的网状激活系统，大脑半球及其传出通路则无病变，病人能无目的地注视周围，似觉醒状态，但缄默不语，肢体不能活动。

（二）认知障碍

在意识清醒的前提下检查患者的定向力（时间、地点和人物）和理解力、计算力和记忆力，可通过简易智能状态量表（MMSE）进行筛选，通过日常生活能力（ability of daily life, ADL）评估。

（三）语言障碍

首先判断患者的语言障碍属于构音障碍还是不同类型的失语。

1. 构音障碍：由表述语言的发音、构音器官和肌肉疾病或协调障碍所引起，需要检查喉音、舌音和唇音是否正常。

2. 失语：在神志清楚和构音正常情况下出现理解、思考和找词受损，导致语言交流障碍。失语的检查包括：自发语言、听理解、复述、命名、阅读、书写检查。临床上失语分以下几种：

（1）运动性失语：又称Broca失语，属于非流利性失语，语言的理解和归纳能力正常，讲话不流利，复述不好，病灶位于优势半球额叶的额下回后部Broca区。

（2）感觉性失语：为流利性失语，患者发音正常，但不能理解别人及自己的语言，复述不好，病灶位于优势半球颞上回后部。

（3）混合性失语：兼有运动性失语和感觉性失语。

（4）命名性失语：又称遗忘性失语，主要是找词困难和命名物品困难，听理解力相对保留，复述好，病灶多位于优势侧颞中回后部。

二、脑神经

(一) 嗅神经

嘱患者闭目并用手指压住一侧鼻孔，用有气味而无刺激性的物质置于患者的一侧鼻孔前，嘱患者描述嗅到的气味，左右鼻孔分别测试，嗅神经损害时，出现嗅觉减退或消失。

(二) 视神经

视神经检查包括三部分。

1. 视力：视力检查一般用近视力表，＜1.0即为视力减退，视力减退到0.1以下不能用视力表检查时，可嘱患者在一定距离内辨别检查者的手指（指数、指动），记录其距离以表示视力，如1 m数指，20 cm手动等。若视力减退更严重时，可用手电筒光检查，最严重的视力障碍（失明）即光感消失。

临床意义：从眼睛前缘到枕叶皮质区病变均可出现视力下降。角膜病变：溃疡、水肿，白内障；黄斑变性：与年龄相关的黄斑变性；视网膜出血或梗塞；视神经病变：炎症性（MS）、缺血性、压迫性；视神经后交叉病变：黄斑回避视野缺损；双侧枕叶病变：皮质盲。

2. 视野：是患者正视前方，眼球能看到的范围。一般可用手试法，分别检查两眼视野。患者与检查者对面而坐，相距约1 m，双方各遮一眼（如检查患者左眼时，患者用右手遮其右眼，左眼固定注视检查患者的右眼），检查者以手指在两人中间分别从上、下、内、外的周围向中央移动，检查者根据自己的正常视野与患者比较，可粗测患者视野有无缺损，粗测视野范围：上60°，下70°，鼻侧70°，颞侧90°。

其重要的临床意义为：

单眼视野缺损：视觉、视网膜和视神经病变。管状视野：不是器质性疾病，提示转化障碍。暗点：多发性硬化、毒性视神经病变、缺血性视神经病变、视网膜出血和梗塞。扩大性盲点：视神经盘水肿。双眼视野缺损：视神经交叉或视交叉后病变，或双侧交叉前病变。双颞偏盲：上象限＞下象限，常见于垂体腺瘤；下象限＞上象限，常见于颅咽管瘤。上述病变常见原因为脑梗塞、出血、肿瘤或头部损伤。同象限盲：上方为颞叶病变，下方为顶叶病变。同向偏盲：视神经束、视辐射、枕叶病变。

3. 眼底：眼底镜观察，包括视盘的边、色、形、眼底血管以及视网膜。正常视盘为圆形，边界清楚，色淡红。动静脉直径比例为 2∶3，无动静脉压迹、渗出和出血点。

（三）动眼、滑车和外展神经

动眼、滑车和外展神经这三对脑神经共同管理眼肌运动，合称眼球运动神经，可同时检查。

1. 瞳孔：观察双侧瞳孔的大小，如有异常记录其直径，边缘是否规则和两边是否对称，大于 5 mm 为瞳孔扩大，小于 2 mm 为瞳孔缩小。

2. 眼裂：观察眼裂的对称性和是否眼睑下垂，若有眼睑下垂，则记录双睑裂宽度。

3. 眼球和眼位：是否出现眼球突出和眼球内陷，是否存在斜视和双眼位不同轴。

4. 眼震：嘱患者随检查者手指移动眼球，观察是否存在眼球震颤。

5. 眼球运动和复视：嘱患者跟随检查者手指向各方向转动眼球，如发现活动受限则记录；在距眼球 30 cm 处的各方向上判断是否存在视物成双，记录其复视出现的方向。

6. 光反射：（1）对光反射：用光束照射患者的瞳孔，被照射侧瞳孔出现迅速缩小为直接对光反射。用光束照射患者的一侧瞳孔，出现对侧瞳孔缩小为间接对光反射。检查时注意遮挡，避免光线直接照射到对侧瞳孔而产生直接对光反射。（2）调节和辐辏反射：嘱患者注视正前方远处检查者的手指，然后将手指迅速移近眼前，出现瞳孔缩小为调节反射，出现眼球向内聚合，称为辐辏反射。

（四）三叉神经

1.感觉：三叉神经的眼支、上颌支和下颌支的分布区域，包括痛觉、触觉和温度觉，嘱患者分别判断上述三个区域两侧面部的异同。应当注意检查面部鼻侧和近耳侧感觉的异同，判断是否存在核性分布的感觉障碍。

2.运动：嘱患者张口，观察上下颌门齿位置是否在垂直中线上，将手指端放在患者颞部，嘱患者用力咀嚼以比较颞肌有无力弱，再置于耳前，嘱患者用力咀嚼以比较咬肌是否力弱。

3.反射：（1）角膜反射：用细棉条轻触患者的角膜外侧缘，观察是否出现闭目动作，刺激一侧角膜缘，出现同侧闭目为直接角膜反射，同时出现对侧闭目为间接角膜反射。（2）下颌反射：嘱患者微张口，检查者拇指置于下颌中央，叩诊锤叩击，出现下颌上抬为阳性，反射增强，提示脑干的上运动神经损害。

（五）面神经

1.运动：静态观察患者额纹、眼裂、鼻唇沟是否对称，嘱患者皱眉、闭目、鼓腮等动作，注意不同部位面肌是否出现无力。

2.味觉：检查者蘸取酸、甜、苦等不同溶液分别涂于双侧舌前2/3，让患者在预先写好味觉类别的纸板上指出，检查时不可讲话或回缩舌头，每种味觉检查后需要漱口。

（六）前庭蜗神经

1.听力：捻指粗测听力，如有问题，进一步检查使用纯音测听。同时进行下列实验：（1）Rinne 试验：将震动的 125 Hz 音叉放在患者乳突上，至患者听不到后再移到耳旁，如仍可听到，提示气导大于骨导时间，为 Rinne 试验阳性。（2）Weber 试验：音叉置于患者额中线上，比较两侧的听力是否相等，正常为居中。（3）Schwabach 试验：比较患者和检查者的骨导的异同。

2.前庭功能检查：通过冷热水试验及旋转试验来测定。

（七）舌咽、迷走神经

1.感觉：咽部感觉，检查法同三叉神经感觉支检查。

2.味觉：舌后 1/3 味觉，同面神经味觉部分。

3.运动：嘱患者张口观察悬雍垂位置是否居中，是否存在软腭塌陷；随后嘱患者发出长"啊"音观察悬雍垂和软腭上举运动是否存在异常。

4.腭反射：用压舌板一端轻触悬雍垂，观察软腭上抬动作。

5.咽反射：用压舌板一端触软硬腭的交接处，观察患者是否出现恶心呕吐动作。

（八）副神经

检查者将手置于一侧面颊，嘱患者用力将头转向该侧，同时检查者摸触其对侧胸锁乳突肌的容积和力量，在对侧方向重复进行该检查。检查者两手置于患者两肩，嘱患者用力耸肩以比较其两侧斜方肌的肌力。

（九）舌下神经

嘱患者张口，观察是否存在舌肌的萎缩或肌束颤动；嘱其伸舌，观察舌能否伸出和是否偏斜。

三、感觉系统

（一）痛觉、触觉及温度觉

参见三叉神经部分。

（二）音叉振动觉、位置觉和运动觉

1.振动觉：敲击 128 Hz 的敲击音叉，放在胸骨或下颌，让病人理解震动觉，不是接触音叉感觉。让病人闭上眼睛，将音叉放在骨骼突起部位，询问他是否能感到震动，观察患者的感知和持续时间。

2.位置觉：嘱患者闭目，将患者肢体被动摆放为某一姿势，嘱患者用对侧肢体模仿之。

3.运动觉：让病人闭目，用两个手指夹住患者指（趾）骨末端，移动其手指（足趾），说明手指（足趾）是向上或向下。用于测试的活动不能被看到。

4.皮层感觉：在浅层感觉正常的情况下查图形觉、实体感觉、重量觉。

注意：（1）先查浅层感觉，而后查深层感觉，最后查复合感觉；（2）测试者和病人注意力应高度集中；（3）首先向病人讲解有关测试，然后做测试；（4）所有的检测需从感觉丧失区到感觉正常区域进行，应当注意双侧对比，近端和远端比较。

四、运动系统

（一）姿势及步态

观察内容包括：起步、步基、步幅、转身、上肢动作、速度、身体重心、不自主运动、身体姿势、平衡。

步态需重点观察以下方面：

1.失用步态：表现为不能迈出第一步，运动的启动存在显著障碍。通常有缓慢的脚步移动或很小的步幅，需要迈出数步才能转身。门口处"冻结步态"是帕金森病的典型表现。失用步态的常见原因包括帕金森病、正常颅压脑积水以及双侧额叶病变。

2.帕金森步态：帕金森病患者的步态与失用步态类似。起步时犹豫不决，随后缓慢移动，整个转身过程表现为僵硬的姿势，缺乏躯干及头部的运动，身体前屈，上肢摆动减少，膝关节屈曲。

3. 感觉性共济失调步态：步态缓慢，步基增宽，可能有"拍击地面现象"，患者有明显的共济失调和向两侧跌倒趋势。周围神经病是最可能的病因，脊髓病变如亚急性脊髓联合变性也较常见。

4. 跨阈步态：是一种步基增宽、缓慢的步态，经常伴有感觉性共济失调，患者经常抬高脚步，将足部抛出，病因通常是周围神经病。

5. 小脑系统功能异常步态：是一种不稳的、蹒跚步态，步基增宽，摇摇晃晃，有严重的节律躯干和头部震颤，患者通常向病变侧偏斜。

6. 偏瘫步态：表现为步基增宽、膝关节伸直、下肢做环形运动以及拖着脚步行走的倾向，上肢内收，肘关节屈曲，旋前，腕部屈曲。病变位于对侧大脑半球或脑干病变或同侧脊髓病变，累及皮质脊髓束。

7. 截瘫步态：表现为迟缓、步基变窄、双下肢内收、双足拖曳，双下肢僵硬，膝关节伸直，双下肢相互交叉或呈"剪刀状"，多见于脊髓病变：多发性硬化、椎管狭窄、椎间盘突出所致的颈段脊髓受压；少见于矢状窦旁肿瘤、双侧脑梗塞及脑干病变。

8. 谨慎步态：一种可能发生在以前跌倒时受过外伤并害怕再次受伤的老年个体步态。患者行走缓慢、步基增宽、步幅缩小，经常会寻求帮助。

9. 鸭步：是由于下肢近端无力所致，患者踮脚行走，步基增宽，腰椎前凸常见。

10. 直线行走步态：患者试图以脚尖碰脚尖的形式走直线。上面所提到的任何一种步态异常都有走直线步态障碍。当走直线步态障碍是唯一的异常体征时，提示小脑系统或前庭功能障碍，70岁以上的正常老年患者也许不能完成走直线步态。

Romberg试验：Romberg征比较睁眼和随后闭眼时并拢双脚站立情况。当患者睁眼时平稳，而闭眼则引起明显的摇摆或为维持平衡而额外迈出一步，该试验为阳性。Romberg试验阳性的最常见原因为感觉性周围神经病，后索受累的脊髓病也会引起同样的体征。前庭功能异常，尤其是前庭神经炎，表现为向受累的第8颅神经一侧倾倒，其他的病因为药物中毒或梅尼埃病所致的半规管病变。

踏步试验：有助于前庭功能评价。让患者原地站立，双上肢径直向前伸展，做60次踏步，患者身体向一侧转动超过45°提示前庭功能异常，通常患者身体转动朝向前庭周围性病变的一侧。

后拉试验：检查者站于患者身后，用中等力度快速向后牵拉患者肩部，帕金森病患者通常会向后退数步或倒向检查者的双臂。

（二）肌力

肌力是人体做随意运动时肌肉收缩的力量。肌力共分6级：0级：完全瘫痪，无肌肉收缩；1级：可见肌肉收缩但不能产生动作；2级：能在床面做主动运动，但不能抬起；3级：克服地心引力做主动运动，不抗阻力；4级：能做克服阻力的运动，但尚较弱；5级：正常肌力。检查时嘱患者运动其各部肌肉，检查者加以相反的运动以检查各肌的力量，根据不同部位的肌肉进行相应肌力的评定，进行双侧对比和近端、远端对比。

上肢肌群包括：三角肌、肱三头肌、肱二头肌、桡侧腕屈肌、骨间肌；下肢的肌群包括：髂腰肌、股四头肌、缝匠肌、胫前肌及腓肠肌。

如果怀疑肌病或重症肌无力，近端肌群应该是检查的重点，尤其头部的屈曲和伸展。周围神经病需要对远端肌群进行详细评价。怀疑神经根和神经丛病时，需要仔细评价所有可能受累的肌群。

（三）肌张力

肌张力指患者在完全放松的状态下肌肉的紧张度。在静息状态下，用手触捏各肌肉，而后嘱患者放松，被动运动肢体，在运动中探查其紧张力。快速抬举膝关节时，足跟很容易抬离床面提示存在强直状态。肌张力降低表现为整个运动范围内无阻力，快速抬举膝关节时，足跟不离床面。在整个运动范围内肌张力均表现为增高，则为铅管样强直。如在整个运动范围内肌张力有规律的时断时续地减弱，称齿轮样强直。在各个方向被动活动关节时有明显的抵抗，提示反拗或松弛不能。

异常的肌张力有三种常见类型：痉挛、齿轮样强直及伸展过度性强直。

1. 痉挛：上肢痉挛可通过使患者放松的上肢快速旋后运动（二头肌）进行评估，屈肌可明显增高。在下肢，痉挛在伸肌群最明显，患者仰卧位，当突然、短暂地上抬一侧放松的下肢膝部时，恢复到完全伸展位会出现延迟。

2. 齿轮样肌强直：是帕金森病、帕金森叠加综合征（多系统萎缩、进行性核上性麻痹、皮质基底节变性、纹状体黑质变性）以及抗精神病药物（多巴胺受体阻滞剂，尤其是噻吩类药物）副作用的一个典型特征。

3. 伸展过度性强直：当检查者尝试屈曲和伸展患者肢体时都会遇到主动的对抗，尤其是在肘和膝处。伸展过度性强直提示双侧大脑半球功能异常，如代谢性、中毒性、血管性、变性的或是感染性的。最常见的病因是痴呆性疾病和代谢性脑病。

其他少见的异常是肌张力减低和肌肉松弛。

（四）肌容积

肌容积因年龄、性别、体型、职业、营养状况和体格锻炼的不同而异。需观察异常萎缩或肥大，并感触质地，注意其分布。

1. 肌肉萎缩：对肌肉来说是指肌肉容积的丧失，肌肉的容积原来比较大，而现在缩小了。通过病史和其他肌肉比较或反复观察，通常可以区分是肌肉萎缩，还是先天性肌肉缺如或肌肉发育不良。在老年患者或活动不多的患者，骨骼肌可能看起来就比较小，但是仍然可以有力地收缩。肌肉萎缩是疾病累及前角细胞、神经根以及周围神经的结果。

2. 肌肉肥大：是指肌肉容积的增大，亦可通过视诊、触诊以及与其他肌肉的比较而观察。有时表面正常的肌容积也可能是肌肉中夹杂着肌肉肥大。比如，通常很难在进行性肌营养不良患者身上确定腓肠肌是否肥大，只有与萎缩的大腿肌肉比较时才能发现。

（五）不自主运动

常见包括痉挛（一过性的肌肉迅速剧烈收缩）、抽搐（一组肌肉群发生刻板的快速抽动）、肌束颤动（肌肉局部小的快速抖动）、肌肉颤搐（肌肉局部缓慢地蠕动）、震颤（肢体局部的不自主的节律性颤动）、肌痉挛（个别肌肉或肌群的急速抽动）。

五、反射

每个反射弧都有其固定的脊髓节段及周围神经，故临床上可通过反射的改变判定病变部位。反射活动的强弱在正常个体间差异很大，但在同一个体两侧上下基本相同，因此在检查反射时要本身左右侧或上下肢对比。一侧或单个反射减弱、消失或增强，则临床意义更大。反射的普遍性消失、减弱或增强不一定是神经系统受损的表现。

反射检查包括浅反射、深反射、阵挛和病理反射等。

（一）浅反射

刺激皮肤或黏膜而引起的反射为浅反射。

1. 腹壁反射（T7-12）：划腹壁，引起相应部位的腹壁收缩。

2. 提睾反射（L1-2）：轻划大腿内上侧皮肤，引起同侧睾丸上提。

3. 足跖反射（S1-2）：轻划足的外缘，阳性反应为各趾屈曲。

4. 肛门反射（S4-5）：轻刺激肛周的皮肤，引起肛门紧缩。

（二）深反射

刺激肌腱或骨膜而引起的反射为深反射。用叩诊锤可以敲出膝腱反射、跟腱反射、肱二头肌和肱三头肌腱反射等，不同反射由不同节段周围神经支配，有定位意义。注意正确使用叩诊锤，双侧肢体摆的位置要对称，肢体要充分放松。

（三）阵挛

1. 髌阵挛。患者仰卧，下肢伸直，检查者将拇指与食指置于患者髌骨两侧上缘，向与患者下肢平行方向向下推动，髌骨上下颤动为阳性。

2. 踝阵挛。患者仰卧，检查者一手在患者膝后扶起下肢，另一手握持患者足部使其突然背屈，观察到足的持续或不持续颤动为阳性。

（四）病理反射

锥体束征是锥体束损伤失去了对脑干和脊髓的抑制功能而出现踝和拇指背伸的现象。

1. Hoffmann 征：用两指轻夹患者中指，用拇指轻弹患者中指，阳性表现为拇指屈曲内收和其他各指屈曲。

2. Babinsk 征：轻划跖下外侧，阳性反应为踇指背屈，其他四趾扇状张开。

3. chaddok 征：轻划足背外侧，阳性反应为踇指背屈，其他四趾呈扇状张开。

4. oppenhein 征：用两指紧压胫骨上端皮肤向下推，阳性反应为踇趾背屈，其他四趾扇形张开。

5. Gordon 征：轻握腓肠肌肌腹，阳性反应为踇指背屈，其他四趾扇状张开。

六、脑膜刺激征

脑膜刺激征包括颈强直、kernig 征和 Brudzinski 征，颈上节段及脊神经根受刺激引起颈强直，腰骶节段脊神经根受刺激，则出现 kernig 征和 Brudzinski 征。脑膜刺激征见于脑膜炎、蛛网膜下腔出血、脑水肿及颅内压增高，深昏迷时出现脑膜刺激征可消失。检查方法包括：

1. 屈颈试验：患者仰卧，一手扶其后头部向上，被动屈曲患者颈部，注意有无抵抗。

2. kernig 征：患者仰卧，检查者屈其下肢，和腹部成直角，然后伸直小腿，大小腿间夹角 < 135°时如有腰臀放射性疼痛为阳性。

3. Brudzinski 征：患者仰卧屈颈时出现双侧髋、膝部屈曲为阳性；一侧下肢膝关节屈曲位，检查者使该侧下肢向腹部屈曲，对侧下肢亦发生屈曲，均为 Brudzinski 征阳性。

七、自主神经系统功能

自主神经系统功能检查包括观察皮肤颜色，排汗，瞳孔，括约肌功能，以及进行皮肤划痕试验。

（王天红）

第二章 神经电生理检查

第一节 脑电图

脑电图的阅读首先描述占优势的主要活动或节律，包括枕区基本节律的频率和波幅的调节情况，双侧是否对称以及睁-闭眼反应等。其次，描述非优势活动（快波、慢波）的部位、波幅、数量、频率、对称性。重点评价脑波的分布、枕区优势节律的特点，基本节律的频率是否与年龄相适应，慢波活动的数量及分布等。当双侧半球明显不对称时，应分别描述每侧大脑半球的各种特征。

一、脑电图的基本知识

（一）一般概念

1. 背景活动：在脑电图描记中，除了阵发或局限的显著变动部分外，其表现为占优势的持续的活动。

2. 调幅：背景活动的波幅表现有规律地增高和减低呈纺锤状/梭形。在临床脑电图中，α节律常表现为这种调幅现象，称"α调幅现象"。

3. 调节：也叫波率调节，每秒频率的差数叫频宽。一般说，波率调节指 α 节律的稳定性而言。同一部位导出的脑波的基本频率前后相差不应超过 1 Hz，在不同部位导出的脑波基本频率不应超过 2 Hz。

4. 弥漫性 α 节律：α 波减慢，波幅和指数增高，调幅明显，呈同步性出现于大脑各区，特别是额、颞区明显。

5. α 波前移现象：顶、枕区 α 节律出现减少，额、颞区 α 节律出现率明显增加，且额、颞区 α 波波幅高于顶、枕区。

（二）正常波

1. α 波和 α 节律：α 波是每秒 8～13 周波范围的电活动，而重复节律性地出现的 8～13 周波活动谓之 α 节律。α 波和节律波幅的范围为 50～100 μV。大脑各区均有 α 活动和 α 节律，不过以枕部最为明显。枕部平均波幅为 50～70 μV，其他部位平均为 10～30 μV。睁眼时 α 波消失，闭眼后又出现。

2. β 波和 β 节律：β 波是每秒 18～30 周波范围内的电活动。波幅为 20～50 μV。β 波以额区和中央区为最明显，6% 正常人的脑电图以 β 波为主。

3. γ 波：为每秒 35～45 周波的脑电活动。波幅较低，约为 α 波波幅之半。额区及前中央区最多。

4. δ 波和 δ 节律：系指每秒 0.5～3 周波的电活动。正常 δ 波的波幅为 10～20 μV，出现在额区，不以纺锤样出现，且不得多于 8%～10%，其他各区则少于 5%。δ 活动为儿童的（正常）主要波率。

5. θ 波和 θ 节律：θ 活动的波率为每秒 4～7 周波。波幅为 20～40 μV，是正常儿童的主要脑电活动，两侧对称，颞区多见，可达 25%，但不以纺锤样出现。

（三）异常波：

1. 棘波：在走纸速度为 3 cm/s 的纸速下，脑电波的电位变化呈陡直上升和下降，与 α 波相比呈极端尖锐的一种波。极性多为阴性，是癫痫的特异性、发作性放电现象之一，但棘波不是癫痫的同义语。棘波也可见于颅内炎症、脱髓鞘病及颅内肿瘤等。棘波有四个特点：（1）上、下支均陡直；（2）周期小于80 ms，多为20～60 ms；（3）波幅一般在100～150 μV；（4）突出于背景活动。

2. 锐波：也叫尖波。是周期大于80 ms，波幅大于100 μV，波峰比较尖锐的一种波。由皮质神经元的兴奋性增高所引起，其周期所以比棘波长可能是因为神经元同步性不够完善。阴性锐波对癫痫诊断有一定意义。也可见颅内炎症和颅内肿瘤等。二者区别：（1）锐波不如棘波尖锐；（2）棘波上、下支均陡直。锐波上升支陡直，但下降支略缓慢；（3）周期不同：棘波80 ms，锐波大于80 ms（200 ms以内）。（4）临床意义略有不同：锐波表明病变深或范围较广，或位于健侧，或位于远隔部位；（5）锐波的背景活动异常程度较轻。

3. 三相波：典型的三相波第一相为较小的负相较尖锐的波，第二相为正相波，第三相为高于第一相的负相慢波，主要见于代谢障碍引起的脑病的昏迷前期，如：肝昏迷、尿毒症、胰腺炎、低血糖等。也可见于颅脑外伤和癫痫。

4. 爆发性抑制：在平坦活动的背景上突然出现高波幅慢活动，有时可伴尖波发放，是大脑皮质广泛严重损害的表现。

（四）背景活动异常

脑电图背景活动异常包括：正常节律的改变、慢波性异常、快波性异常、暴发-抑制、低电压和电静息。

1. 正常节律的改变

一侧频率减慢（两侧α节律的频率差≥1 Hz），α节律的生理反应和调节性消失，波幅衰减，一侧α节律消失等，常见于局部脑损伤。双侧α节律改变常伴有其他广泛性异常，常见于弥漫性脑损伤。

2. 慢波性异常（根据出现方式和部位分类）

（1）基本节律慢化：表现为枕区节律相对患者的年龄而言频

率偏慢。成年人多属于脑电活动的退行性改变，在小儿有些属于发育性异常。

（2）弥漫性慢波活动：背景活动表现为广泛而持续的中-高波幅慢波活动，慢波可表现为单一节律或多形性慢波、复合性慢波。应进一步描述慢波是以θ频率为主还是δ频率为主，而后者提示损伤更严重。弥漫性慢波活动提示有弥漫性脑损伤，可见于脑炎、严重缺氧、脑外伤、脑水肿、代谢性脑病等。

（3）间歇性节律性δ活动（IRDA）：根据主要分布部位的不同，分为额区IRDA、枕区IRDA及颞区IRDA。IRDA常为双侧广泛分布，其波幅最突出的部位受年龄影响，成人波幅最高部位一般位于额区，称为额区IRDA。儿童IRDA的最高波幅常位于枕区或后头部，称为枕区IRDA。IRDA多数无病因特异性，可见于多种中枢神经系统病变或全身性病变。

（4）局灶性或一侧性持续性慢波：局部或一侧半球出现的慢波，可呈散发或节律性发放，波形常常为高波幅的多形性慢波，多提示有局部结构性脑损伤，如肿瘤、卒中、脓肿、脑挫裂伤等。

（5）广泛性非同步性慢波：慢波出现于两侧半球的不同区域，双侧不同步，频率亦不尽相同，且不成节律。可见于各种原因引起的双侧半球弥漫性病变，也可见于功能性疾病。

3. 快波性异常

（1）非药物影响的快波异常增多：未用任何影响中枢神经系统药物的情况下，清醒放松状态下出现大量明显的β节律发放。多数缺乏特异性，可见于脑结构性异常、功能性疾病、全身性疾病（如甲亢）及发热等。

（2）药物性快波反应异常减少或消失：巴比妥类、苯二氮卓类等镇静催眠剂正常情况下引起脑电图的快波增加，缺乏这种药物性快波反应为异常现象。可见于局灶性癫痫、脑内局灶性病变等。

（3）局部β活动衰减：见于多种情况，如脑脓肿、脑卒中、脑肿瘤、硬膜下或硬膜外血肿等。

（4）β昏迷和α昏迷：弥漫性β活动或α节律，伴有明显的意识障碍。

4. 暴发–抑制

暴发–抑制是一种严重的异常脑电图现象，表现为高波幅的暴发性活动与低电压抑制状态交替出现，或在持续低电压背景上间断出现暴发性电活动。暴发–抑制是大脑皮质和皮质下广泛损伤或抑制的表现，主要见于下列情况：

（1）严重缺血缺氧性脑损伤：如溺水、一氧化碳中毒、呼吸循环骤停等。

（2）婴儿癫痫性脑病：如早期婴儿癫痫性脑病（大田原综合征）、早期肌阵挛性脑病等。

（3）大量中枢抑制性药物：如巴比妥类、苯二氮卓类药物中毒。

（4）麻醉状态：一般出现在麻醉深度的第Ⅱ期，麻醉剂撤除可以恢复。

（5）临终状态。

5. 低电压和电静息

（1）低电压：电压持续低5 μV，且不受状态变化的影响，对外界刺激很少有反应。一般表明大脑皮质及皮质下活动被明显抑制，见于各种原因所致的严重弥漫性脑损伤，预后不良。

（2）电静息：电压持续低于2 μV或呈等电位线，对外界刺激无反应。见于大脑严重损伤、深昏迷及脑死亡患者。

二、诱发试验

（一）睁–闭眼试验

1. 正常反应：睁眼后即刻或经过小于1 s的潜伏期，枕区节律受到抑制，称为枕区节律抑制或称为α阻滞。

2. 异常反应：睁眼大于1 s以上α节律才被阻滞称为潜伏期延

迟。闭眼 1.5 s 后 α 节律才出现称为后作用延长，属于非特异性的轻度异常反应，没有确切的临床意义。α 阻滞不完全或完全不抑制见于视力障碍或枕叶病变，一侧性改变更有意义。

（二）过度换气

1. 正常反应：无变化，或出现广泛的中-高波幅慢波，50%出现在过度换气开始后的第 1 min，90%在最初 2 min 内。在过度换气停止后 1 min 内慢波反应逐渐消失。过度换气时慢波的数量取决于多种因素，包括过度换气的力度、患者年龄等。

2. 异常反应

（1）慢波早期出现或延迟消失：过度换气开始 30 s 内出现慢波反应称为早期出现，过度换气停止 30 s 后仍有明显慢波活动为延迟消失，反映脑血管调节功能不良。

（2）明显不对称的慢波反应：当存在局部脑损伤或功能障碍时，过度换气可诱发局部或一侧性慢波增强，或两侧慢波波幅明显不对称（波幅差超过 50%）。在成人，出现慢波的一侧或波幅较高的一侧通常提示为病变侧。小儿则不确定，有时表现为不出现慢波反应或慢波波幅较低的一侧有异常结构性病变。

（3）出现癫痫样放电：过度换气对诱发双侧对称同步 3 Hz 棘慢复合波节律最为敏感，常伴有典型失神发作。

（三）间断闪光刺激

1. 正常反应

（1）α 节律阻滞：类似于正常的睁眼时的 α 阻滞。

（2）光肌源性反应：也称光肌阵挛反应，由闪光刺激引起面部、头部或四肢出现与刺激有锁时关系的肌阵挛性抽动，停止刺激后即消失，是一种非癫痫性的肌肉抽动。

2. 异常反应

（1）异常节律同化反应：①广泛性极高波幅的节律同化；②明显不对称的节律同化，通常在癫痫性异常或颅骨缺损时可产生同侧的光驱动反应增强，在局部结构性损伤时常表现为同侧光驱动反应减弱；③在低频＜5 Hz时诱发出高波幅的光驱动反应，可见于进行性退行性脑病或急性器质性脑病。

（2）光阵发性反应：或称光敏性反应，为闪光刺激诱发出棘慢复合波或多棘慢复合波等癫痫样放电，多见于青少年癫痫患者。

（3）光搐搦反应：又称光惊厥反应，为闪光刺激诱发出广泛性不规则棘波、棘慢复合波或多棘慢复合波，并伴有临床癫痫发作，多见于光敏性癫痫或儿童及青少年特发性全面型癫痫。

三、睡眠

正常睡眠分期见表2-1。应注意正常睡眠波（顶尖波、睡眠纺锤等）是否如期顺序出现，睡眠周期是否正常。

表2-1　睡眠分期

国际分期	睡眠深度	脑电图	眼动图	肌电图
潜伏期	思睡期	α节律解体，散在α波，低波幅θ波，阵发θ节律	不规则	持续高波幅
NREM Ⅰ期	入睡期	阵发θ节律，顶尖波	慢，不规则	波幅低下
Ⅱ期	浅睡期	睡眠纺锤，K-综合波	无眼球运动	波幅低平
Ⅲ期	中睡期	2Hz以下高波幅慢波占20%～50%，K-综合波，少量睡眠纺锤	无眼球运动	消失，平坦
Ⅳ期	深睡期	2 Hz以下高波幅慢波占50%以上，少量K-综合波	无眼球运动	消失，平坦
REM期	REM睡眠	低-中波幅去同步化混合波	间歇性快速眼球运动	消失，平坦

四、脑电图（EEG）临床应用

1. 帮助脑部疾病诊断及鉴别诊断（区别脑部疾病是器质性疾病或功能性疾病）

（1）帮助癫痫诊断，区别癫痫与癔病或精神病，癫痫脑电图常可见痫样放电；帮助癫痫分类，各种癫痫均有特异的脑电图改变；还可帮助区别癫痫是原发性或继发性，前者放电常对称同步，后者常见局限灶，放电不对称不同步。

（2）帮助鉴别昏迷是否由安眠药中毒所致。安眠药中毒常见高波幅快活动。

（3）帮助对脑炎的早期诊断。因某些脑炎如单纯疱疹脑炎、亚急性硬化性全脑炎、海绵状脑病有特殊周期波发放，故EEG有助于确诊。

（4）帮助区别真性痴呆及假性痴呆。真性痴呆者EEG常有异常，慢波增多；假性者正常。

（5）帮助判断癌肿颅内转移。颅内转移常可见局限或弥漫性慢波，也可有多灶表现。

（6）帮助肝昏迷早期诊断。肝病者EEG出现三相波，提示肝昏迷。其他代谢性脑病有时也可见三相波，应结合病史及其他检查确诊。

2. 帮助脑部病灶的定位诊断

EEG有助于区别病变为弥漫性、局限性还是多灶性。临床定位不明显时，常用脑电图作为检查颅内病变的筛查手段。病变在大脑半球近皮质者易定位。

3. 帮助判断疾病的疗效、估计预后及指导用药

如常用EEG作为判断癫痫疗效的指标，指导治疗是否还应继续，或可逐渐减量，或停药。各种脑部疾病治疗前后或手术前后EEG对照可了解疗效。脑病或脑炎等患者长期昏迷（器脑点），脑波低平则提示预后不良。

4. 其他

可帮助判断麻醉深度，以免因抑制过深而不可逆转；可了解其他疾病的脑功能改变，如自发性低血糖发作时 EEG 可见慢波和/或痫样放电，甲亢基本节律增快。

五、脑电图阅读

（一）良性变异型和临床意义不确定的波形

在正常人群中出现率较低，临床意义不确定，其中有些波形虽为棘波或尖波，但与癫痫无明确关系，应结合临床情况谨慎判断和解释。

1. 14 Hz 和 6 Hz 正相棘波

这是一种尖峰为正相的弓形波暴发，频率分布在 5～7 Hz（平均 6 Hz）及 13～17 Hz（平均 14 Hz）。主要出现于浅睡期，一般后颞区最明显，不属于癫痫样放电。

2. 小尖、棘波

小尖、棘波也称为良性散发性睡眠期棘波，具有尖波、棘波的特征，可为负相、正相或双相，波幅在 30～50 μV，其后不跟随慢波成分，主要分布于额颞区，最常出现于思睡期及 NREM 睡眠Ⅰ、Ⅱ期。可见于正常人，也可见于脑血管病、晕厥、精神疾病及癫痫患者。

3. 节律性颞区 θ 暴发

节律性颞区 θ 暴发过去称为精神运动变异型或节律性中颞区放电。表现为颞区长程 4～7 Hz，30～80 μV 的 θ 节律发放，波形可圆钝、较尖或带有切迹，以中颞区最显著。清醒状态、思睡期及浅睡期最容易出现，深睡期消失。属于非特异性脑电图改变，无临床诊断意义。

4. 6 Hz 良性棘慢复合波

这种复合波女性相对多见，主要发生在清醒放松时及思睡阶段，深睡眠时消失。其棘波小而尖，有时不明显；慢波相对较高，常以全导暴发形式出现，持续1～2 s，很少超过4 s，类似"小型化"的3 Hz棘慢复合波。无肯定的临床意义。

5. 极度纺锤

睡眠纺锤的波幅大于200 μV，一串纺锤的长度超过5～10 s为极度纺锤。多见于智力落后的儿童，但少数正常儿童或良性癫痫儿童也可出现。临床意义不确定，属于轻度非特异性异常。

（二）异常波

需重点详细描述，包括以下特征：波形（棘波、尖波、棘慢复合波、多棘慢复合波、尖慢复合波、多形性慢波等），波幅，频率，分布（广泛性、多灶性或局限性，后者应注明具体部位），同步性，对称性，出现方式（单发、散发或阵发），持续时间，出现于什么状态（清醒、困倦、睡眠期、觉醒期等），是否存在周期性，数量（偶发、频发、大量、持续等），特殊的诱发或激活方式（睡眠、过度换气、闪光刺激、阅读、惊吓等）。

1. 癫痫样放电

（1）棘波：时限为20～70 ms，多数波幅大于100 μV，棘波的主要成分多为负相，少数为正相，但正相棘波多数没有明确的临床意义。

（2）尖波：波形与棘波相似，时限为70～200 ms，常为负向波。常见于癫痫。

（3）多棘波：两个或两个以上的双向或多相棘波，一般为中-高波幅，持续时间小于1 s。见于Lennox-Gastaut综合征等癫痫性脑病，肌阵挛发作及强直性阵挛发作。

（4）棘（尖）慢复合波：简称棘尖慢波，为一个棘（尖）波之后紧跟着一个慢波。广泛性棘慢复合波的频率对癫痫分型有很大帮助。双侧对称同步3 Hz棘慢复合波节律暴发常伴有失神发作，1.5～2.5 Hz棘慢复合波多见于不典型失神，3.5～5 Hz的广泛性棘慢复合波则多见于青少年特发性全面型癫痫。局限性棘（尖）慢复合波多数为散发出现，通常为癫痫发作间期放电。

（5）棘节律：又称快节律或快活动，指广泛性的 $10\sim25\,Hz$ 棘波节律性暴发，波幅在 $100\sim200\,\mu V$，持续 $1\,s$ 以上，波幅常逐渐升高（募集反应）。棘节律是 Lennox-Gastaut 综合征的典型脑电图表现。部分性癫痫发作时可记录到局灶性棘节律或快活动。

（6）多棘慢复合波：在连续一个以上棘波之后跟随一个慢波，常见于肌阵挛性癫痫。

（7）节律性暴发：指某一频率的节律突然出现，突然终止，明显突出于背景活动并持续一段时间。为非特异性异常电活动，可见于癫痫病人，亦可见于其他病因引起的一过性脑功能障碍，如偏头痛等。

2. 其他异常波

（1）三相波：通常为频率 $1.5\sim2.5\,Hz$ 的中-高波幅慢波，多出现在弥漫性低波幅慢波背景上。典型三相波第一相为波幅较低的负相波，第二相为一个突出的正相波，第三相为时限长于第二相的负相慢波。可见于多种代谢性脑病、缺氧性脑病、中毒性脑病及克-雅病等。

（2）周期性波：为某种突出于背景的脑波或波群以相似的间隔反复出现，是一种严重的异常脑电图波形，是脑功能严重受损的表现，常提示有急性或亚急性弥漫性脑病。不同病因脑病的周期性复合波的重复频率和波形特征见表2-2。

表2-2　各种病变周期性波的特点

	波形组成	持续时间(s)	间隔时间(s)	部位
亚急性硬化性全脑炎	慢波、尖波	0.5～1	3～20	广泛性
克-亚病	双相或三相尖波	0.2～0.3	0.5～2	广泛性
单疱病毒性脑炎	尖波、多棘波、慢波	0.5～1	1～5	一侧或双侧额、颞
小儿癫痫性脑病	棘波、尖波、棘慢波多棘慢复合波	1～2	2～8	广泛性或一侧性
代谢中毒性脑病	双相或三相尖波	0.2～0.3	1～2	广泛性或局灶性
缺氧后脑病	慢波、尖波或三相波	不规则	不规则	广泛性

（3）周期性一侧性癫痫样放电：指癫痫样放电（棘波、棘慢复合波、尖波、多棘波等）每间隔1～2 s周期性反复出现在一侧半球或一侧局部，是一种严重的异常脑电图现象，常提示有严重的急性脑损伤。最常见的原因是脑卒中，其他原因包括中枢神经系统感染、缺血缺氧性脑病、脱髓鞘病、线粒体肌病、代谢性中毒性脑病、脑肿瘤及癫痫等。

（三）临床发作

根据现场目击或录像所见描述临床表现及发作期脑电图特征。临床表现应特别注意对诊断有重要意义的信息，如发作出现于什么状态、先兆症状、意识状态、自动症状、最初症状出现的部位、发作的症状累及的部位、演变过程、持续时间、发作后状态等。发作期脑电图的特征，应注意与背景（发作间期）脑电图比较，描述发作波最开始出现的部位及演变过程，如波幅变化、频率变化及部位的扩散等。

（四）伪差的识别

混入到脑电信号中的各种来源的非脑电信号称为伪差。长程脑电监测中常存在大量伪差，阅图时不必一一指出。如伪差和脑电图活动有关（如与棘波有锁时关系的肌电），或可能提供有价值的诊断信息（如肌纤维颤搐、眼震），或影响对脑电图的分析解释时才要求提及。

1. 生理性伪差

（1）心电伪差：当心电信号干扰某一个或几个记录电极时，可见相应导联出现间隔大致相同，且与心率一致的正相或负相尖波。

（2）肌电伪差：①睁眼状态下的前额肌电活动；②吞咽时口腔及咽喉部肌肉收缩；③咀嚼时颞肌肌肉运动；④肌肉痉挛或震颤。

（3）眼动和瞬目伪差：眼球运动时会在角膜与视网膜之间引起一定的电位差。当眼球向某一方向运动时，其所朝向的电极出现向下偏转的正相波，其他部位相对为负相波。瞬目时在参考导联的额极（Fp1、Fp2）可记录到一个很深的正相波，波幅达 $100\sim300\ \mu V$，波宽在 300 ms 左右，可波及前颞区，但波幅较低。

（4）舌部运动：产生类似慢波的电位，常影响到额、颞区的头皮电极。

（5）心脏或血管搏动：记录电极位于头皮小动脉的附近，可出现血管搏动引起的伪差，表现为与脉搏同步或与心电频率一致的规律的基线起伏，但与心电图的 QRS 波峰常有一个固定的时间差，其上仍有脑电活动。

（6）呼吸：呼吸本身不产生明显的电位变化，但呼吸动作可引起电极轻微移位。电极线的摆动或与身体摩擦等，引起与呼吸频率同步的基线上下摆动，常为不甚规则的波形以相似的间隔反复出现，但起伏的基线上仍有脑电活动。

（7）出汗：皮肤阻抗改变，导致非常慢的基线漂移，但其上仍有脑电活动。

2. 来自仪器和电极的伪差

（1）电极故障：电极固定不好，长时间记录后导电膏干燥，头皮油脂过多，电极与皮肤之间电阻过大等因素均可引起伪差。

（2）导线故障：导线长期使用后会折断或产生虚焊现象，出现间断或持续的干扰波形，类似电极接触不良。

（3）地线接触不良：当所有导联信号出现伪差时，应首先检查病人头皮的地线是否固定良好，进而检查仪器接地是否可靠。在出现一侧半球信号不良时，则首先检查一侧参考电极是否固定良好。

（4）光电效应：指金属表面在光的照射下发射电子的效应。光电效应伪差常出现在额区（Fp1、Fp2、Fz等）。通过屏蔽这些电极使之不受闪光刺激的直接照射即可消除这些伪差。

3. 来自环境电磁干扰的伪差

（1）50 Hz交流电干扰：来自各种电源和电器的50 Hz交流电很容易通过静电感应或电磁感应干扰脑电图记录。

（2）高频电子脉冲：超短波仪、高频振荡器或无线电收音机等能发出高频电波的仪器可通过病人、电极、导线或仪器本身干扰脑电图。

（3）静电干扰：静电干扰的来源很多，包括病人衣服的摩擦，特别是在穿化纤衣服时，或有人在病人身边走过时。静电干扰在脑电图上引起一组爆发的高波幅不规则的杂乱波形，其间有些类似棘波、尖波或棘慢复合波，应注意鉴别。

4. 运动引起的伪差

（1）日常起居活动引起的伪差，如动态脑电图检测病人洗脸、刷牙、穿衣、进餐等日常起居活动时可能引起各种杂乱的高波幅干扰波形，有时比较有节律。

（2）节律性运动引起的伪差。帕金森病或家族性震颤患者可累及头部、上肢或手，震颤频率多在4～6 Hz之间，引起节律性运动伪差；又如病人在脑电图记录中出现嗝逆、抽泣、咳嗽等生理性运动时。

（五）影响脑电图的因素

1. 外界各种刺激或精神活动可使α节律抑制而出现β活动。

2. 酸碱平衡紊乱：碱中毒可出现高波幅慢活动，酸中毒可出现频率增快波幅增高。

3. 电解质紊乱：钾、镁离子升高可使脑波频率加快，钠、钾离子降低或钙离子升高出现慢波。

4. 血糖：当血糖下降到50～80 mg/dl（2.8～4.5 mmol/L）时，脑电图频率及波幅增高，低于50 mg/dl时先是α节律变慢，而后依次出现θ波及δ波；血糖过高时脑波频率略快。

5. 代谢率增加时可出现α波频率增快。

6. 缺氧：先是α节律变慢，随后出现慢波，严重时出现平坦活动。

7. 各药物的影响：（1）催眠药和弱安定药使用一般治疗量可使快波增多，剂量加大到病人入睡时，出现慢活动，但慢波之上仍重叠有很多快活动。剂量加大会抑制癫痫样放电。（2）强安定药使用一般治疗量会出现大量慢波，波幅增高，快活动减少，同步化增强。如长时间大剂量服用氯丙嗪可出现癫痫样放电。（3）兴奋药和抗胆碱能药使用一般治疗量脑波无变化，剂量加大会使脑波频率增快。（4）抗癫痫药均可使癫痫患者脑电图得到不同程度的改善，抑制癫痫放电，并使快活动增多。（5）麻醉药包括吗啡、芬太尼可出现慢活动。

（六）不同疾病脑电图的表现

1. 不同癫痫类型脑电图

（1）单纯部分发作：发作期为限局性相应区发放，范围大于发作间期，持续时间长，波形可能与发作间期不同；发作间期为限局性相应区发放。

（2）复杂部分发作：发作期为一侧性或双侧性同步发放，常位于额颞区，也可扩散至两侧半球；发作间期为一侧性或双侧性不同步发放，常位于额颞叶。

（3）部分性发作继发全面性发作：发作期为限局性发放迅速扩散至两侧半球发放，发作间期为限局性发放。

（4）典型失神发作：发作时显示3 Hz棘慢综合波，在发作开始时出现，发作结束时消失。3 Hz棘慢综合波在两侧大脑半球所有区域对称性同步地出现，其波幅通常在额、中央区显示最大，颞为其次，枕最小。眼睑、口轮匝肌、肢体等的节律性痉挛一般出现于棘慢综合波的棘波相。60%的失神发作患者在发作间歇期显示脑电图正常，其余患者的脑电图多为轻度异常。小儿失神发作常见的脑电图是枕、顶部有优势的6～8 Hz波幅较高的基本节律，比正常小儿α波频率慢，波幅较高，有时在顶、额区出现单发性或爆发性3 Hz慢波。此波一般是两侧同步，有时呈左右交替性或一侧性。

（5）肌阵挛性发作：发作时脑电图的发作波少见典型的3 Hz棘慢波，多数是短暂、爆发性多棘慢波或不规则棘慢波，形式有三种：①出现1至数秒的连续性10 Hz以上的爆发性节律波（强直性波形）；②脑电图振幅低平，成为平坦波形；③出现棘慢波或多棘慢波。发作间歇期的脑电图多显示重度节律异常，即有持续性或阵发性、广泛性不规则的节律异常，特别是有高幅慢波、棘波、尖波、尖慢波、非节律性棘慢波等异常波不规则的交叉混合。

（6）失张力发作：发作时和间歇期的脑电图多显示2 Hz尖慢综合波，有时出现高度节律异常或不规则棘慢波。

（7）强直-阵挛发作：痉挛发作开始前数秒钟，脑电图基本节律的波幅将下降，成为低幅快波图形（激化图形）。然后在全部导联出现6～10 Hz有规则的节律波（或节律性棘波），在额、中央区最明显。此时可见患者的瞪眼、强直性痉挛在进行。在阵挛期，节律性棘波的连续性逐渐瓦解，在节律性棘波之间混进节律性慢波，成为不规则的多棘慢波。此时棘波出现于阵挛时，慢波出现在肌弛缓时。发作将完毕，此时的脑电图是平坦波，后逐渐恢复到发作前的脑电图。

统计病例显示正常脑电图约占20%～30%，但经过各种诱发方法，异常波出现率可达90%。发作间歇期的异常波有：（1）非阵发性异常波：主要是基本节律的慢波化和不规则化。慢波化有：①很轻度的慢波化：波幅不高的4～7 Hzθ波散在性出现；②轻度慢波化：有θ波联串出现，主要见于额、顶部；③中度慢波化：θ波持续性、广泛性出现，同时也有δ波增多；④高度慢波化：α波消失，基本节律成为θ波和δ波。（2）阵发性异常波：广泛性棘波或棘慢波是最常见的发作波。发作完毕后脑电图显示平坦波，之后逐渐出现振幅较高的δ波，然后混进θ波和α波，最后恢复到发作前的图形。

2. 颅脑外伤的脑电图

分为早期（急性期或亚急性期）及晚期（慢性期）的改变。

（1）早期脑电图的改变包括普遍性改变，如弥漫性波幅降低、波率变慢及δ波增多，甚至脑电沉默，对各种生理性刺激反应减弱或消失，快活动增多，大脑各区脑波失去独有式样。局灶性改变包括波幅降低，甚至出现等波幅（见于血肿、严重撕伤、皮下血肿或水肿），或波幅增高波率变慢，或增高及波形改变。

（2）晚期脑电图的改变从脑外伤三个月后开始，脑电图所见与临床所见常不相符。病程在半年至数年时两者的不符率高达34%，其中12%临床正常而脑电图异常，13%临床异常而脑电图正常者称为Williams倒错现象。外伤后半年至一年时临床上正常者较多，但一年后临床上异常者较多。

3. 脑部炎症的脑电图

（1）脑膜炎如病理过程仅限于脑膜，脑电图可无改变，但急性期常有不同程度脑炎存在，故脑电图会出现弥漫性双侧慢波（儿童多显示 3～5 Hz 波活动，成人 3～7 Hz 波活动或不规则爆发），一般持续一周消失，若久不消退则预后不佳，若 δ 活动突然增多应疑有脑积水可能。急性期脑电图改变在病人清醒期颇为显著，在睡眠时消失，所以病人宜在清醒时检查。

（2）急性脑炎多有双侧高波幅慢波，可有由于弥漫性血管反应及毒性反应引起的不规则广泛失律。极严重的病例，脑波波幅甚低，形成平坦脑电图。

（3）急性播散性脑脊髓炎脑电图显示弥漫性双额部慢活动或普遍性高波幅慢活动，有时双侧不对称，以左颞部为主。

4. 颅内占位性病变的脑电图

颅内占位性病变，尤其是幕上的如肿瘤、脓肿、颅内血肿、脑转移瘤、寄生虫等引起周围脑组织的压迫、水肿、缺血、瘀血等原因使周围脑组织发生了机能障碍而引起不同程度的脑电图改变，主要表现为大都有一侧或局灶性慢波（主要为 δ 波或 θ 波）。

5. 脑血管病的脑电图

脑血管病与颅脑外伤一样是一种病理动态过程，有其演变和消退。受损部位及面积大小在异常脑电图的产生上比病因更重要。脑血管病人的脑电图两侧差别非常明显，健侧多属正常，多次复查可见异常。脑电图可区别脑出血和脑血栓形成，可区别脑血管病和脑肿瘤，随访脑电图还可帮助脑血管病预后估计。

（1）脑出血：急性期脑电图显示严重普遍性改变及高波幅局灶性多形性慢波。普遍性改变一般几天后逐渐消退，局灶性 δ 波位于损伤部位则几周、几月、几年才能消退。

（2）脑血栓形成及脑栓塞脑电图上普遍性改变甚少，局灶性改变为不规则 δ 波及 θ 波灶，其周围 α 活动减少或消失。大块的软化灶可表现为脑电沉默。这些改变常于两周后消失，也有逐渐加剧者。脑栓塞脑电图改变比脑血栓形成者较广泛，持续时间也较长。

（3）蛛网膜下腔出血脑电图与临床所见极不相称，急性期可有普遍性 θ 或 δ 活动。如伴有脑实质撕裂或导致脑内出血，则于一、二天内在原有基础上出现局灶性棘波或慢波及局灶性脑波抑制。上述改变常于一周后消退，如局灶性改变继续存在说明有新的出血、脑内出血或脑梗死出现。最终脑电图的改变多逐渐趋于正常。

（4）慢性脑供血不足

①脑动脉硬化：脑电图表现有 α 节律的变化，可有低波幅快或慢活动，可有普遍性 θ 或 δ 活动，也可有睁眼 α 波无抑制性表现。②高血压如无并发症，脑电图多正常，严重者可出现较多 β 波或 θ 波。③低血压，如收缩压降至 6.5～7.15 kPa 可出现以额部为主的 θ 波，血压正常，脑电也恢复。

由于脑电图主要反映脑功能状态而缺乏病因特异性，因此脑电图结论中一般不涉及临床疾病的诊断，也不应使用对现有临床诊断带有肯定性或否定性含义的用词，如"符合（或不符合）脑炎的诊断"。由于癫痫样放电可见于少数非癫痫患者，如果没有记录到发作，仅凭脑电图记录到发作间期癫痫样放电，不能作为肯定癫痫诊断的依据；反之，没有记录到癫痫样放电也不能作为否定癫痫诊断的依据。

第二节　肌电图

肌电图是记录肌肉静息、随意收缩及周围神经受刺激时各种电特征性的一门科学。狭义肌电图指同心圆针肌电图，记录肌肉静息和随意收缩的各种电特性。广义肌电图包括神经传导速度（nerve conduction velocity，NCV）、F 波（F wave）、重复神经刺激（repetitive nerve stimulation，RNS）、H 反射（H reflex）、瞬目反射（blink reflex，BR）、单纤维肌电图（single fiber electromyography，

SFEMG）、运动单位计数、皮肤交感反应（skin sympathetic response，SSR）等。

肌电图主要用于前角细胞及其以下（包括前角细胞、神经根、神经丛、周围神经、神经肌肉接头和肌肉）病变的诊断和鉴别诊断。电生理诊断是神经系统查体的延伸，是组织化学、生物化学及基因等检测仍不能取代的检测技术。

肌电图一般包括神经传导速度、F 波和针电极肌电图等几个部分，其中神经传导速度包括感觉传导速度（sensory nerve conduction velocity，SCV）和运动传导速度（motor nerve conduction velocity，MCV）。另外还有一些检查项目，如重复神经电刺激、H 反射、瞬目反射、皮肤交感反应等在临床检查中也会经常用到。

肌电图检查由专业的肌电图医生或技术人员完成，检查结束后会出具肌电图报告。如何阅读肌电图报告，从中准确地获得最多的信息，并与临床相结合进行合理地解释和分析，是神经科医生应该掌握的内容之一。

一、概述

（一）感觉神经传导测定

感觉神经传导测定参数主要包括感觉传导速度和感觉神经动作电位波幅，可反映感觉神经中有髓传入纤维的状况，不能反映无髓痛觉纤维或自主神经的病变。感觉神经有脱髓鞘性改变时，表现以感觉传导速度的减慢为主；有轴索损害时，则以波幅下降为主。

（二）运动神经传导测定

运动神经传导测定可以反映运动神经的功能，测定参数主要包括运动传导速度、远端运动潜伏期、复合肌肉动作电位的波幅、面积和时限，以及判断有无运动神经传导阻滞和异常的波形离散。

脱髓鞘疾病主要表现为远端运动潜伏期的延长、传导速度减慢，也可以出现运动神经传导阻滞或异常波形离散。以轴索变性为主的病变主要表现为波幅下降，传导速度相对正常，波幅明显下降时，传导速度也可能减慢。

（三）F波

F波可以反映整个运动神经通路的功能，包括近端的病变，如神经根和神经丛病变，以补充常规运动传导速度的不足。测定参数包括F波潜伏期、F波传导速度和F波的出现率。

脱髓鞘为主的病变主要表现为F波潜伏期延长或速度减慢、出现率下降；轴索损害为主的病变主要表现为出现率下降，F波速度相对正常或轻度减慢。F波出现异常时，能够说明运动神经通路存在病变。当排除远端病变后，可以认为病变源于近端。比如在较严重的腕管综合征，也可能出现正中神经的F波异常。

（四）H反射

H反射反映感觉传入和运动传出通路的病变，有助于发现反射弧近端的病变，可以了解反射弧通路的传导状况及中脑以下中枢神经系统的损害、近端周围神经的损害，尤其对S1神经根损害具有很好的诊断价值。观察指标包括H反射的潜伏期、波幅和波形等。临床应用于：（1）S1神经根病变的诊断，表现为H反射消失或潜伏期延长；（2）颈神经根病变中，若在桡侧腕屈肌发现H反射异常，提示C6或C7，或者两者同时受损；（3）脱髓鞘性神经根神经病也表现为异常，酒精中毒、多发性周围神经病均可见潜伏期延长。

（五）针电极肌电图

同心圆针肌电图是神经肌肉疾病电生理诊断的重要内容之

一，主要用于检测前角细胞、运动神经的轴索损害以及肌肉病变。

1. 正常肌电图

测定内容主要包括三个方面：

（1）静息状态下的电活动，如插入电位、终板区的电活动（包括终板噪音和终板电位）。

（2）轻度收缩状态：观察运动单位动作电位（motor unit action potential， MUAP），在肌肉轻度主动收缩时，可以记录到MUAP，即单个前角细胞支配的一组肌纤维同步放电的电位总和，不同的肌肉有相应的正常值。常用的测定参数包括时限、波幅和多相波。

①时限：为电位偏离基线到恢复至基线的时间，可以反映运动单位内肌纤维的活动。受针电极位置的影响较小。

②波幅：一般采用峰–峰值计算，反映大约直径1 mm范围内5～12根肌纤维的综合电位的波幅，受针电极位置的影响较大，变异大。

③多相波百分比：正常电位多为三相或四相波，反映同一个运动单位中肌纤维传导同步化的程度。一般肌肉多相波百分比不超过20%。

（3）肌肉大力收缩募集相：测定内容包括募集的相型和波幅，正常肌肉一般表现为干扰相或混合相，表现为在屏幕上扫描速度为100 ms/D的条件下，难以区分出单个的运动单位电位，无法辨认基线。募集相的波幅通常为2～4 mV。

2. 异常肌电图

（1）插入电位的增多或减少。插入电位延长或增多，见于神经源性和肌源性损害，但应注意仔细寻找有无纤颤电位或正锐波。如果没有纤颤电位或正锐波等自发电位，单纯插入电位延长意义不大。插入电位减少或消失，常见于肌肉纤维化或肌肉为脂肪组织替代。

（2）自发电位：包括纤颤电位、正锐波、束颤电位、复合重复放电、肌纤维颤搐、肌强直放电等。

①纤颤电位和正锐波：纤颤电位为双相或三相短时限（<2 ms）低波幅（<100 μV）起始为正相的电位，一般在失神经支配两周后出现，为单个肌纤维兴奋性增高自发放电的表现。其主要特点为发放规则，起始为正相，声音如雨滴打在白铁皮上，可见于神经轴索损害和肌病活动期。正锐波是起始为正相，伴有一个较长的负相波，时限10～50 ms，波幅20～200 μV，规则出现，声音稍钝或如钟表滴答声，一般损伤后8～14 d出现，临床意义与纤颤电位相同。正常人也有5%左右的机会记录到一处纤颤电位，在足内肌肉和脊旁肌概率更高，可达15%，老年人更明显。

②束颤电位：为单个运动单位的不规则发放，多在动针时出现，根据针电极距离运动单位的距离，声音可以尖锐或低钝，有时束颤电位也可以近乎规则地发放，此时需要长时间的观察。束颤电位可见于前角细胞病变、神经根病或脱髓鞘性周围神经病，也可见于15%的正常人群。只有当束颤电位与纤颤电位同时出现或所发放的运动单位为高波幅、宽时限时，才可看作异常。

③复合重复放电（CRD）：也称肌强直样放电，是一组肌纤维的同步放电，多组复杂的波形在放电过程中波幅和频率保持一致，突发骤停。放电过程中没有波幅和频率的变化，突然出现突然消失，其声音类似机关枪的声音，为肌膜兴奋性增高所致，往往与纤颤电位等同时存在，多见于慢性失神经或肌病的活动期，如肌萎缩侧索硬化（ALS）、脊髓性肌萎缩、遗传性运动感觉性神经病（HMSN）、肌强直综合征、酸性麦芽糖缺乏症和肌炎等。

④肌纤维颤搐：是一个或几个运动单位的重复放电，伴有皮下肌肉的蠕动。见于肌蠕颤-痉挛综合征、放射性臂丛神经病、响尾蛇咬伤中毒、脱髓鞘周围神经病、前角细胞病变，也可见于多发性硬化、脑干胶质瘤所致面肌颤搐等。

⑤肌强直放电：指肌肉在自主收缩后或受机械刺激后肌肉的不自主强直放电，波幅10 μV～1 mV，频率250～100 Hz。发放的过程中波幅逐渐降低，频率逐渐减慢，似轰炸机俯冲的声音，或摩托车减速时发出的声音。肌强直放电为肌膜自发持续去极化的结果，是强直性疾病的特异性表现，见于先天性肌强直、萎缩性肌强直、先天性副肌强直和高钾型周期性瘫痪等。

（3）运动单位动作电位（MUAP）的改变：一般情况下，神经源性损害表现为时限增宽、波幅升高及多相波百分比增多。宽时限、高波幅MUAP一般于轴索损伤后数个月才会出现，与神经纤维对失神经支配的肌纤维进行再生支配导致单个运动单位的范围增大有关。MUAP的时限比波幅更有意义。在病变早期，自发电位、多相波百分比以及募集相型异常更有价值，因为早期MUAP的时限尚未增宽。

肌源性损害表现为时限缩短、波幅降低和多相波百分比增多。其中时限短波幅低的原因与肌纤维坏死后运动单位内有功能的肌纤维减少和运动单位变小有关。需要注意的是，在神经源性损害急性期或单纯脱髓鞘病变中，MUAP可能在正常范围；在慢性的肌源性损害或恢复期的肌病患者中，MUAP也可能正常。

在神经肌肉接头疾病、神经再生的早期也可能出现短时限、低波幅的运动单位电位。另外，大小动作电位混合存在主要见于肌源性损害和神经源性损害共存的情况，此时不仅仅观察平均的MUAP时限，还要注意各个MUAP的波形，见于包涵体肌炎、血管炎神经和肌肉同时受累以及进展较快的前角细胞病变。

（4）大力收缩募集电位：神经源性损害表现为单纯相，表现为单个清晰可辨的MUAP，可识别出基线，类似于"篱笆样"，见于下运动神经元损害，波幅通常大于4 mV。在神经源性疾病的早期，可仅出现自发电位和募集减少，无MUAP的改变。上运动神经元损害或癔症时，也可出现类似表现，但二者运动单位发放频率较慢，且不规律；而肌源性损害表现为病理干扰相，相型为干扰相，但是峰-峰值通常小于 2 mV，见于肌病。大力收缩时需要大量运动单位同时发放，形成干扰相，但是由于运动单位内肌纤维丢失，波幅峰-峰值较低。

（六）重复神经电刺激（repetitive nerve stimulation，RNS）

RNS 是指以一定的频率超强重复刺激运动神经干，在其支配的肌肉记录运动反应即复合肌肉动作电位，然后观察波幅的变化程度，是诊断神经肌肉接头部位病变的特征性检查方法。根据重复神经电刺激频率的不同，可以分为低频刺激和高频刺激。低频 RNS 的刺激频率≤5 Hz，高频 RNS 的刺激频率≥10 Hz。

低频 RNS 测定时，一般将第 4 或 5 波与第 1 波的波幅比较，计算波幅下降的百分比。波幅下降 10%～15% 以上为低频 RNS 波幅递减，可以反映突触后膜的病变，如重症肌无力。

高频 RNS 测定时，将最后一个波和第一个波的波幅比较，计算波幅下降或升高的百分比。波幅下降 30% 以上为高频 RNS 波幅递减；波幅升高 100% 以上称为高频 RNS 波幅递增，可以反映突触前膜的病变，如 Lamber-Eaton 综合征和肉毒杆菌毒素中毒。

二、常见疾病肌电图特点

（一）前角细胞病变

肌萎缩侧索硬化是最常见的前角细胞病变。在 ALS 的诊断标准中，要求延髓、颈髓、胸髓及腰骶髓四个节段中至少有三个节段的运动神经元受累。因此，诊断 ALS 的病例在常规神经传导的测定后，需测定以上四个节段所支配的肌肉的针电极肌电图。

1. 神经传导测定

感觉神经传导正常。运动神经传导可有轻微减慢或正常，复合肌肉动作电位波幅可以降低，降低的程度与肌肉萎缩的程度明显相关。F波可以正常也可以表现为出现率下降，传导速度通常正常。

2. 针电极肌电图

（1）肌肉选择：针电极肌电图是诊断ALS最重要的检测，包括对延髓和脊髓（3个节段）所支配肌肉的检测。延髓节段可选择舌肌或胸锁乳突肌；脊髓节段包括上肢肌肉，胸段棘旁肌和下肢的肌肉。在肢体测定时，一般要求测定不同神经根和不同神经所支配的两块肌肉。

（2）在ALS疾病中，肌电图检测通常表现为广泛分布的神经源损害（3个或以上节段的神经源性损害）。在安静状态下可见异常自发电位（纤颤电位、正锐波、束颤电位），为进行性失神经支配表现；肌肉轻度收缩时可见高波幅、宽时限的MUAP，多相波百分比增多，肌肉大力收缩募集电位表现为高波幅的单纯相，为慢性神经再生的表现。ALS的典型肌电图改变为进行性失神经和慢性神经再生共存。当在所有测定节段均未能发现异常自发电位的表现时，或所有节段MUAP均正常时，诊断ALS需慎重。

（3）广泛神经源性损害并非仅见于运动神经元病

除肌萎缩侧索硬化外，尚有多种其他疾病也可以表现为广泛神经源性损害，如脊髓性肌萎缩（SMA）、肯尼迪病、脊髓灰质炎后综合征、慢性运动轴索性周围神经病等。在肌萎缩侧索硬化早期，部分患者也可能仅有一个节段的神经源性损害，随着病情发展，表现为广泛神经源性损害。

（二）神经根病变

神经根病变一种是由于局部的结构性病变，如骨关节病或占位病变导致的压迫性病变；另一种是非结构性病变，如吉兰-巴雷综合征（Guillain-Barré syndrome，GBS）等导致的神经根病变。脊椎骨关节病变时，如果为椎间盘突出所致，通常为单个神经根受累最重。在腰椎骨关节病变，当椎间盘突出时，如果较为严重，也可以波及多个神经根。神经根的病变可单独影响运动或感觉纤维，也可以同时影响二者。在压迫性病变累及神经根时，早期通常导致髓鞘病变，肌电图检测阳性率不高；当病变进展导致轴索变性时，前根的损害可出现相应支配区肌肉神经源性损害和（或）运动传导异常。由于很少累及后根神经节，感觉传导测定一般正常。当患者存在明显的根性分布的感觉障碍，而相应支配区的感觉神经传导正常时，则支持神经根病变。

1. 颈神经根病变

（1）神经传导测定：运动神经传导一般正常。是否出现复合肌肉动作电位波幅降低，运动神经传导速度轻度减慢或正常，一般取决于受损的程度。感觉神经传导和感觉神经动作电位波幅正常。F波出现率可能下降，也可能正常。

（2）针电极肌电图

肌肉选择：上肢主要测定的肌肉包括三角肌（主要为C5支配）、肱二头肌（主要为C6支配）、伸指总肌（主要为C7支配）、拇短展肌和/或小指展肌（主要为C8支配）。须注意的是，判断根的病变时，应同时辨别出受累根的上界和下界。如怀疑C6神经根病变，则需同时检测C5和C7支配的肌肉，以确定是否受累。同时在同一节段选择不同周围神经支配的肌肉更能证明根性受损。如怀疑C8受累，同时选择小指展肌和拇短展肌，如果二者同时受累，就可以排除单个尺或正中神经损害所导致的病变。在自发电位受损早期大力收缩时，可出现混合相或单纯相；随着神经修复再生支配的出现，可以表现为高波幅、宽时限的MUAP。

2. 腰骶神经根病变

（1）神经传导测定：运动神经传导一般正常，是否出现复合肌肉动作电位波幅降低，取决于病变的程度。感觉神经传导和感觉神经动作电位波幅正常。F波出现率可能下降或正常。

（2）针电极肌电图

肌肉选择：最常累及的是L4、L5和S1。L4主要支配股四头肌，L5主要支配胫前肌，S1主要支配腓肠肌。在神经根病变时，脊旁肌肌电图可见异常，有助于鉴别神经丛病变。当病变导致神经根轴索变性时，可见异常自发电位；随着神经修复再生，出现高波幅、长时限的MUAP。脊旁肌肌电图可以更早地发现异常。

（三）神经丛病变-臂丛病变

臂丛病变往往同时影响运动和感觉神经。由于神经丛的感觉纤维位于后根感觉神经节的远端，因此神经丛出现病变时，感觉传导测定可见异常，这一点与根性病变不同。在臂丛脱髓鞘病变中，远端的感觉神经传导也可能正常，此时进行体感诱发电位测定，有助于证实近端病变。

1. 神经传导

当臂丛病变导致轴索损害时，在神经远端进行传导测定，常可见感觉和运动传导的波幅降低，而传导速度仅仅轻微减慢或正常。如果是脱髓鞘病变，则在跨病变部位进行刺激测定时，可见传导速度减慢，病变近端刺激时波幅降低，病灶远端刺激时波幅相对正常。F波出现率可有下降，传导速度可有减慢。

2. 针电极肌电图

肌肉选择：上臂丛的损伤主要累及三角肌、肱二头肌等，中臂丛病变主要累及指总伸肌，下臂丛病变主要拇短展肌、小指展肌、第一骨间肌。相应支配区域的肌肉可见异常自发电位，随病程发展可出现运动单位动作电位时限的增宽和波幅增高，募集相为高波幅的混合相或单纯相。

（四）周围神经病

1. 急性炎症性脱髓鞘性多发性神经根神经病（AIDP）

（1）神经传导测定：主要可表现为远端运动潜伏期延长、运动传导速度减慢、运动神经传导阻滞、异常波形离散、F波潜伏期延长和/或出现率下降，常伴有复合肌肉动作电位波幅下降。电生理改变程度与临床相关，症状很轻微者，电生理检查改变也很轻，甚至不能检测出异常。感觉传导一般正常。

（2）针电极肌电图：如果仅仅为脱髓鞘而没有轴索受累，肌电图检查通常正常。如脱髓鞘伴有或继发轴索损害，则发病后两周左右可出现纤颤电位和/或正锐波，随着病程延长，随诊时可以见到宽时限和高波幅的MUAP。发病早期无力明显时，可见大力收缩募集减少。恢复期失神经后出现神经再生，则可表现为高波幅的单纯相。

2.急性运动轴索性神经病（AMAN）

（1）神经传导测定：主要表现为复合肌肉动作电位波幅下降。当波幅明显下降时，可有远端运动潜伏期延长、运动传导速度减慢，但程度一般较轻，可见F波出现率下降。感觉传导一般正常。

发病最早期有时难以与脱髓鞘为主的病变区分，进一步随访观察电生理变化并与临床相结合有助于鉴别。AIDP的波幅可以较快恢复，而AMAN则恢复缓慢。

（2）针电极肌电图：早期肌电图检查仅可见大力收缩时募集减少，两周后可出现纤颤电位和正锐波等自发电位，随着病程延长，可见宽时限和高波幅的MUAP，大力收缩募集相表现为单纯相，波幅增高。

3.遗传性运动感觉性周围神经病

分为HMSN-Ⅰ型（脱髓鞘型）和Ⅱ型（轴索型）。

（1）神经传导测定：Ⅰ型多表现为运动传导速度和感觉传导速度减慢，通常低于40 m/s。在各个神经以及不同的节段，其传导速度的减慢均匀一致，无运动神经传导阻滞。Ⅱ型多表现为复合肌肉动作电位和/或感觉神经动作电位波幅降低，传导速度轻度减慢或正常。F波传导速度下降，出现率也可能下降。在肌力和感觉正常时，可以看到运动和感觉传导速度的明显减慢。

（2）针电极肌电图：表现为神经源性损害，可出现纤颤电位、正锐波，MUAP显示宽时限和高波幅，大力收缩时，表现为高波幅的单纯相。患者的肌力通常与波幅相关，而与速度无明显相关。

4.糖尿病周围神经病

表现为感觉神经传导正常或轻度减慢，而感觉神经动作电位波幅明显降低，运动传导速度一般正常。后期复合肌肉动作电位波幅也可能下降。F波潜伏期可延长，出现率可下降。病变早期可以仅表现为小纤维功能的异常，如皮肤交感反应（SSR）的异常。针电极肌电图可表现为神经源性损害，但针电极肌电图检查的阳性率较低。

5.单神经病

单神经病的病因多样，以嵌压综合征较为常见，如腕管综合征、肘管综合征、腓总神经麻痹等。在检查时，通过跨嵌压部位的神经传导测定，可以发现相应的异常，如感觉和/或运动神经传导减慢、运动神经传导阻滞等。

腕管综合征通常同时测定正中神经和尺神经。如果正中神经远端运动潜伏期延长，感觉传导速度减慢和/或感觉神经动作电位波幅降低，而同侧的尺神经远端运动潜伏期和感觉传导速度正常，则提示腕管综合征。也可以在腕部沿着正中神经走行路径由远端向近端移动刺激电极，进行跨腕部的传导测定。当潜伏期在某一点明显延长、波幅下降时，也可以提示腕管综合征。随着病情发展，累及运动神经轴索损害时，针电极肌电图测定可见异常自发电位。募集相显示运动单位丢失现象。随病程进展可出现MUAP时限增宽、波幅增高。

在肘管综合征尺神经传导测定时，在跨肘管节段，可见感觉传导速度和运动传导速度减慢，波幅下降。当病变较重，出现轴索损害时，尺神经支配的相应肌肉远端刺激时复合肌肉动作的电位波幅也可降低。尺神经远端运动潜伏期可轻度延长，针电极肌电图可见第一骨间肌和/或小指展肌出现异常自发电位、运动单位动作电位时限增宽、波幅增高。可同时选择拇短展肌作为对照，以便与颈神经根病鉴别。

腓总神经麻痹以腓骨小头处嵌压性病变最为常见。腓总神经测定时常见腓骨小头上、下节段感觉传导速度、运动传导速度减慢，也可见传导阻滞或异常波形离散。早期远端运动潜伏期、感觉传导速度及其波幅可以正常，如病变严重发生轴索损害时，也可有异常。胫神经感觉和运动传导测定正常。针电极肌电图显示胫前肌可见神经源性损害表现，腓肠肌正常。有时坐骨神经损害时也可出现类似腓总神经麻痹表现，股二头肌短头测定有助于二者的鉴别。

(五) 神经肌肉接头病变

神经肌肉接头病变需要做重复神经刺激（RNS）检查。

1. 突触后膜病变

突触后膜病变以重症肌无力最为常见，是乙酰胆碱受体抗体介导的、累及突触后膜的神经肌肉接头病变。一般在面神经、腋神经（或副神经）及尺神经进行重复神经刺激测定，分别于眼轮匝肌、三角肌（或胸锁乳突肌）及小指展肌记录。RNS表现为低频和高频刺激波幅均递减，前者更明显。一般在面神经测定的异常率最高，其次是腋神经。但RNS正常，并不能排除重症肌无力，必须要结合临床症状综合判断。

2. 突触前膜病变

以Lambert-Eaton综合征最为常见，通常伴有小细胞肺癌或其他肿瘤，部分女性患者伴有结缔组织病。一般在面神经、腋神经（或副神经）、尺神经进行重复神经刺激测定，分别于眼轮匝肌、三角肌（或胸锁乳突肌）及小指展肌记录。高频RNS通常在尺神经处刺激。RNS表现为高频刺激波幅明显递增，低频刺激波幅递减。高频刺激出现波幅递增提示突触前膜病变。

（六）肌肉疾病

运动和感觉神经传导一般在正常范围。根据病因的不同，也会有所差异，比如在血管炎导致的肌病，可以合并周围神经损伤。而出现神经传导的异常，脂质沉积性肌病可以合并有感觉神经受累。

针电极肌电图：一般选择近端肌肉进行测定，如三角肌、股四头肌。针电极肌电图可见自发电位，如纤颤电位、正锐波。电位表现为短时限、低波幅的运动单位动作电位，多相波百分比增多。募集相为低波幅的干扰相，也称为病理干扰相。在肌炎或肌营养不良，可见异常自发电位；在激素性肌病、代谢性肌病（如线粒体肌病），常无异常自发电位。

1. Duchenne型肌营养不良

（1）神经传导功能检查 （Nerve Conduction Study，NCS）：①神经选择：常规选择上下肢神经。②常见结果：运动和感觉NCS一般在正常范围。

（2）针电极肌电图：①肌肉选择：选择近端受累但未完全萎缩的肌肉，一般选择三角肌、肱二头肌和股四头肌。②常见结果：典型的肌源性损害改变。自发电位在病程进展较快期可见，慢性进展中少见。运动单位电位表现为时限短、波幅低和多相波增多。募集相为低波幅的干扰相，也称为病理干扰相。

2. 多发性肌炎

（1）NCS：①神经选择：常规选择上下肢神经。②常见结果：运动和感觉NCS可显示异常，由于多发性肌炎是结缔组织病，可合并周围神经的损害。

（2）针电极肌电图：①肌肉选择：选择近端受累但未完全萎缩的肌肉，一般是三角肌和股四头肌。②常见结果：典型的肌源性损害改变。出现异常自发电位提示病变为活动性。运动单位电位表现为时限短、波幅低和多相波增多。募集相为病理干扰相。

3. 强直性肌营养不良（萎缩性肌强直）

（1）NCS：①神经选择：常规选择上下肢神经。②常见结果：运动和感觉NCS通常正常。

（2）针电极肌电图：①肌肉选择：选择近端和远端肌肉，一般是三角肌、股四头肌和拇短展肌。②常见结果：肌源性损害改变和肌强直放电。手部小肌肉较易记录到肌强直放电。

三、诱发电位

诱发电位（evoked potential，EP）是神经系统在感受外来或内在刺激时产生的生物电活动，是对神经系统某一特定部位（包括从感受器到大脑皮层）给予相应的刺激，或使大脑对刺激（正性或负性）的信息进行加工，在该系统和脑相应部位产生可检出的、与刺激有相应固定时间间隔（锁时关系）和特定位相的生物电反应。

（一）体感诱发电位

体感诱发电位（somatosensory evoked potential，SEP）是刺激肢体末端感觉神经，在躯体感觉上行通路不同部位记录的电位。SEP起源于周围神经中直径较大的快速传导的有髓传入纤维。SEP能评估周围神经及其近端（如神经根）、脊髓后索、脑干、丘脑放射及皮层感觉区的功能状态。

1. 检测方法

刺激电极置于周围神经干体表部位。常用的刺激部位为上肢的正中神经和下肢的胫神经。上肢记录部位：Erb's点、C7颈椎棘突、头皮感觉区；下肢记录部位：腘窝、臀点、T12及头皮感觉区。

2. 波形的命名

极性 + 正常平均潜伏期（波峰向下为P，波峰向上为N），例如潜伏期为21ms，波峰向上的波为N21。

3. SEP异常的判断标准和影响因素

SEP异常的判断标准：①潜伏期＞平均值+3个标准差；②波幅明显降低伴波形分化不良或波形消失；③双侧各相应波幅差值＞50%。影响因素主要是年龄、性别、温度和身高。检测中肢体皮肤温度保持在34℃左右。各成分绝对潜伏期与身高明显相关，而中枢段传导时间与身高无明显相关性。

4. SEP的临床应用

可用于各种感觉传导通路受损的诊断和客观评价，主要用于吉兰-巴雷综合征、颈椎病、后侧索硬化综合征、多发性硬化、亚急性脊髓联合变性等，亦可用于脑死亡的判断和脊髓手术的监护等。

（二）视觉诱发电位

视觉诱发电位（visual evoked potential， VEP）是对视神经进行光刺激，经头皮记录的枕叶皮层产生的电活动。VEP各波的起源尚不清楚。

1. 检测方法

模式翻转刺激技术诱发VEP（pattern reversal visual evoked potential， PRVEP）和闪光刺激VEP。临床常用黑白棋盘格翻转刺激，其波形简单易于分析、重复性好。闪光刺激VEP受视敏度的影响小，适用于PRVEP检测不能合作者。

2. 波形的命名

PRVEP由NPN组成的三相复合波，分别按各自的平均潜伏期命名为N75、P100、N145。正常情况下P100潜伏期最稳定而且波幅高，是最可靠的成分，是分析VEP时最常用的波形。

3. VEP异常的判断标准和影响因素

VEP异常的判断标准：①潜伏期＞平均值+3个标准差；②波幅＞3 μV以及波形分化不良或波形消失；③双侧P100潜伏期差值＞8～10 ms。影响因素主要是视力、年龄和性别。一般女性较男性潜伏期短而波幅高，60岁以上的人P100潜伏期明显延长。

4. VEP的临床应用

视觉通路病变，特别多发性硬化患者可提供早期视神经损害的客观依据。

（三）脑干听觉诱发电位

脑干听觉诱发电位（brainstem auditory evoked potential，BAEP）是耳机传出的短声（click）刺激听神经，经头皮记录的电位。BAEP不受受试者意识状态的影响。

1. 检测方法

一般为疏波短声，刺激强度为主观听阈+75分贝，刺激频率10~15 Hz，叠加1000次，单耳刺激，对侧白噪声掩盖，记录在Cz点，参考在耳垂或乳突。

2. 波形的命名及起源

正常BAEP通常由5个波组成，依次以罗马数字命名为Ⅰ、Ⅱ、Ⅲ、Ⅳ和Ⅴ。Ⅰ波起源于听神经；Ⅱ波源于耳蜗神经核，部分为听神经颅内段；Ⅲ波源于上橄榄核；Ⅳ波源于外侧丘系及其核团（脑桥中、上部）；Ⅴ波源于中脑下丘。

3. BAEP异常的判断标准

①潜伏期 > 平均值+3个标准差，和（或）波间期延长 > 平均值+3个标准差；②波形消失或波幅Ⅰ/Ⅴ值 > 200%；③（Ⅲ-Ⅴ）/（Ⅰ-Ⅲ）> 1.0。

4. BAEP的临床应用

主要用于客观评价听力、脑桥小脑角肿瘤、多发性硬化、脑死亡的诊断以及手术监护等。

（四）运动诱发电位

运动诱发电位（motor evoked potential，MEP）包括电刺激和磁刺激。经颅磁刺激运动诱发电位（TMS-MEP）指经颅刺激大脑皮层运动细胞、脊神经根及周围神经运动通路，在相应的肌肉上记录的复合肌肉动作电位。MEP主要的检测指标为各段潜伏期和中枢运动传导时间（central motor conduction time, CMCT）。

1. 检测方法

上肢MEP检测是将磁刺激器置于上肢对应的大脑皮层运动区、C7棘突和Erb's点，在拇短展肌或小指展肌上记录诱发电位；下肢MEP检测是将磁刺激器置于下肢对应的大脑皮层运动区、L4棘突及腘窝，在胫前肌或趾短伸肌上记录诱发电位。

2. MEP异常的判断标准和影响因素

异常的判断标准为各波潜伏期或CMCT延长＞平均值+2.58个标准差、上肢易化状态下波形消失。各波潜伏期与身高明显相关，CMCT与身高无相关性。随年龄增长而潜伏期延长，与性别无明显相关性。

3. MEP的临床应用

主要用于运动传导通路病变的诊断，如多发性硬化、肌萎缩侧索硬化、脊髓型颈椎病、脑血管病等。

四、事件相关电位

事件相关电位（event-related potential, ERP）指大脑对某种信息进行认知加工（注意、记忆和思维等）时，通过叠加和平均技术在头颅表面记录的电位。ERP主要反映认知过程中大脑的电生理变化。ERP中应用最广泛的是P300电位。

（一）检测方法

将能区分开的两种或两种以上的感觉刺激随机编排成刺激序列，小概率、不规律出现的刺激称为靶刺激，另一种为非靶刺激。受试者选择性注意靶刺激，在靶刺激呈现后约250～500 ms内从头皮上记录的正性电位称为P300。刺激形式有听觉、视觉、躯体感觉、数字、语言及图像等。

（二）P300检查的注意事项

受试者必须保持清醒状态，瞌睡和注意力不集中均影响P300的检测结果。

（三）P300电位的影响因素

P300潜伏期与年龄呈正相关，波幅与年龄的关系尚不肯定，但70岁以后波幅逐渐降低。性别与潜伏期关系不肯定，女性较男性潜伏期短而波幅高。

（四）P300检查的临床应用

用于各种大脑疾病（包括痴呆、帕金森病、抑郁症、乙醇中毒等）引起的认知功能障碍的评价。另外，P300以反映思维内容是其根本的无可替代的优越之处，结合电子计算机的处理必将促使ERP测谎有更大的发展。

（谢莉红）

第三章　经颅多普勒超声

经颅多普勒（transcranial Doppler, TCD）是利用超声多普勒效应，对颅内、外血管的血流速度进行检测，从而了解脑血流动力学变化的一种无创检查手段。由于TCD能无创伤地穿透颅骨，操作简便、重复性好，可以对病人进行连续、长期的动态观察，还可以提供MRI、DSA、PET、SPECT等影像技术检测不到的重要血流动力学资料，因此在脑血管病的诊断治疗中有着重要的意义。

第一节　经颅多普勒超声基础知识

一、多普勒超声的操作方法

（一）探头

最常用的TCD探头有2 MHz、4 MHz和8 MHz三种类型。2 MHz探头只含有脉冲波多普勒（PW）发射器，没有连续波多普勒（CW）发射器，常用于颅内血管检测；4 MHz和8 MHz探头含有CW和PW两种发射器，常用于颈部和其他浅表血管的检测。

（二）观察窗

1. 颞窗：位于耳前颧骨上方。从眼眶外侧沿至耳前分别可以分为前窗、中窗和后窗。探头置于颧骨上可以检查到大脑中动脉、大脑前动脉、大脑后动脉、颈内动脉末端。

2. 枕窗：枕骨粗隆于第2颈椎棘突之间凹陷处。探头向着眉间方向，可以检测到左、右椎动脉，基底动脉，小脑后下动脉等血管。

3. 眼窗：位于眼球之上，受试者闭目，探头轻置于上眼睑之上。可以检测到眼动脉、虹吸部的鞍旁段、膝部和鞍上段。也可以将探头置于眼球外侧，探头方向向着对侧耳廓，可以检测到对侧的大脑前动脉、大脑中动脉。没有颞窗的患者可以借助该检查部位探测大脑中动脉和大脑前动脉。但是由于角度和深度的限制，检查的可靠性较颞窗差。

二、TCD重要参数及其临床意义

TCD对脑动脉检测的准确性主要通过以下几方面判断：（1）取样深度；（2）血流速度；（3）血流方向；（4）血管搏动指数（PI）和血管阻力指数（RI）；（5）血流频谱形态。

（一）深度（depth）

深度是指被检血管与探头之间的距离。对于识别颅内血管非常重要。

（二）血流方向（direction）

血流方向是指被检测到血管血流相对于探头的方向，是识别正常颅内血管和病理性异常通道的重要参数。

（三）血流速度（velocity）

血流速度是指红细胞在血管中的流动速度，是TCD频谱中判断病理情况存在的最重要参数。管径大小、远端阻力或近端流入压力的改变均会造成血流速度变化。血流速度又包括收缩期峰值血流速度（Vs）、舒张期末血流速度（Vd）和平均血流速度（Vm）。

（四）搏动指数（PI）和阻抗指数（RI）

搏动指数和阻抗指数是描述频谱形态的两个参数。PI计算公式：PI=（Vs-Vd）/Vm；RI计算公式：RI=（Vs-Vd）/Vs。从公式中可以看出，搏动指数主要受收缩和舒张期血流速度差的影响，差值越大PI越大，差值越小PI越小。如正常情况下由于颅内血管远端阻力小，因此颅内血管血流频谱的PI小于颅外和外周血管。舒张期末血流速度是舒张期残存的血流速度，反映远端血管床阻抗。舒张期末血流速度越接近收缩期血流速度时，说明远端血管床阻抗越小，搏动指数也就越小，称之为"低阻力频谱"。当舒张期末血流速度与收缩期血流速度相差越大时，说明远端血管床阻抗越大，搏动指数也就越大，称之为"高阻力频谱"。低阻力频谱可见于动静脉畸形，供血动脉和大动脉严重狭窄或闭塞后远端血管，而高阻力频谱则常见于如颅内压增高和大动脉严重狭窄或闭塞的近端血管。

（五）血流频谱形态

血流频谱形态反映血液在血管内流动的状态。正常情况下血液在血管内流动呈规律的层流状态，处于血管中央的红细胞流动最快，向周边逐渐减慢，所以正常TCD频谱表现为红色集中在周边并有蓝色"频窗"的规律层流频谱。当血管出现严重狭窄时：（1）狭窄部位血流速度增快但处于高流速红细胞数量减少，呈现频谱紊乱的湍流状态；（2）由于狭窄后血管内径的复原或代偿性扩张，使处于边缘的红细胞形成一种漩涡的反流状态或大量处于低流速的红细胞血流表现为多向性。因此典型的狭窄血流频谱表现为周边蓝色，基底部"频窗"消失而被双向的红色涡流或湍流替代。

第二节 经颅多普勒超声操作及临床应用

一、检测技术及操作规程

（一）大脑中动脉

经颞窗检测，取样深度在30～66 mm范围，主干位于40～60 mm深度，血流为朝向探头，正向频谱。

取样标准：分别在42 mm、44 mm、46 mm、48 mm、50 mm、52 mm、54 mm、56 mm、58 mm、60 mm、 62 mm、64 mm深度以2 mm进阶顺序留取大脑中动脉的频谱图像。

（二）颈内动脉终末段（terminal internal carotid artery，C1段或ICA1）

沿MCA主干随检测深度增加，在60～70 mm范围，可以获得双向的血流频谱，即ICA末段分叉处，正向血流信号为MCA，负向血流信号为ACA1。在此基础上，水平调整探测角度，使ACA1血流信号消失，并适当调整深度，可获得单纯的正向ICA1血流频谱。压迫同侧的颈总动脉时，血流信号消失并出现短暂尖小的负向血流信号。

取样标准：分别在68 mm、70 mm深度留取颈内动脉终末段的频谱图像。

（三）大脑前动脉（anterior cerebral artery， ACA）

在ICA1水平获得双向血流信号后，适当增加检测深度到60～75 mm，并将探头向前上方倾斜，声束朝向额前部，使负向血流信号更加清晰，可获得最高的ACA1流速。当进一步增加取样容积深度，在70～85 mm范围，可以检测到对侧ACA1正向血流频谱。当前交通动脉发育正常时，进行同侧颈总动脉压迫试验，ACA1血流频谱从负向逆转为正向，对侧ACA1血流速度明显升高可通过颈总动脉压迫试验，鉴别所检测动脉的准确性。

取样标准：在68 mm深度留取大脑前动脉血流频谱图像。

（四）**大脑后动脉**（posterior cerebral artery，PCA）

经颞窗，检测深度在55～70 mm，以MCA/ACA1为参考血流信号，将探头向后枕部，下颌方向调整。当MCA/ACA血流信号消失，随后出现相对低流速、声频低于同侧半球其他脑动脉的正向血流频谱，即为PCA的交通前段（P1段）。探头方向进一步向后外侧调整，可检测到负向的血流频谱，为PCA的交通后段（P2段）。当PCA血流来自基底动脉，后交通动脉发育正常时，压迫同侧颈总动脉可使P1段血流速度增加。若PCA血流来自ICA，无P1段血流信号，仅获得负向的P2段血流频谱，压迫同侧颈总动脉时，P2段血流下降。

取样标准：在64 mm深度留取大脑后动脉血流频谱图像。

（五）**眼动脉**（ophthalmic artery，OA）

经眼窗，探头发射功率5%～10%，声束基本与眼睛的轴线垂直或稍向内倾斜10°～15°，检测深度为40～50 mm，血流频谱为正向。压迫同侧颈总动脉时，OA血流速度降低或消失。

取样标准：在46 mm深度留取眼动脉血流频谱图像。

（六）**颈内动脉虹吸部**（siphon carotid artery，CS）

颈内动脉经颈动脉管进入颅内后在海绵窦内向前上行，经前床突最后到达颅内终末段。通常根据颈内动脉在颅内走向，TCD可以检测到正向的海绵窦段（C4段），膝部为双向血流频谱，床突上段为负向血流频谱。正常虹吸部由C4、C3、C2组成。检测CS各段，首先应获得OA的血流信号，通过增加取样容积的深度，在55～75 mm范围内，声束向内下或内上，分别获得C4段和C2段血流频谱。同侧颈总动脉压迫试验时，CS信号消失，对侧

CS血流代偿性升高。

取样标准：在64 mm、72 mm深度留取颈内动脉虹吸部血流频谱图像。

（七）椎动脉（vertebral artery，VA），小脑后下动脉，基底动脉（basilar artery，BA）

通常以坐位检测，探头放置在枕骨大孔中央或旁枕骨大孔，选择深度范围55～80 mm，通过调整检测角度，分别获得左右侧呈负向血流频谱的椎动脉血流信号及正向的小脑后下动脉血流频谱。检查者应以不间断的椎动脉血流信号为基准，逐步增加检测深度。在80～120 mm范围可以获得负向、相对椎动脉升高的基底动脉血流信号。

取样标准：分别在52 mm、60 mm、68 mm、76 mm留取双侧椎动脉血流频谱图像，并在84 mm、92 mm、100 mm、108 mm、116 mm深度留取基底动脉血流频谱图像。

（八）颈总动脉（Common carotid artery，CCA）

在胸锁乳突肌内侧分别检查左右两侧。探头与血管走向约成45°角。检查血管时逐渐移动探头，分别检查血管的近端和远端，根据检查探头的位置和部位，检查到的血流方向可能向着探头或者离开探头。

（九）颈内动脉（Internal carotid artery，ICA）

在下颌骨下方，检查探头向上。沿颈总动脉信号向上移行探头，经过颈动脉分叉处（甲状软骨上缘处），即可找到颈内动脉。血流频谱特点是收缩期和舒张期高速血流，脉动指数较颈总动脉低，血流方向离开探头。

（十）颈外动脉（External carotid artery，ECA）

在下颌骨下方，颈内动脉内侧，检查探头向上即可找到颈外动脉。血流频谱特点为收缩期高速血流，舒张期低速血流，呈现为高脉动指数，血流方向离开探头。探头置于锁骨上窝胸锁乳突肌锁骨头的外侧，血流频谱呈高收缩期血流，非常低的舒张期血流。探头向纵隔方向时，可以检测到锁骨下动脉的近端，血流方向向着探头。

二、TCD对脑供血及脑动脉狭窄、闭塞的判定

（一）颅内动脉狭窄

1. 血流速度的变化

典型血管狭窄的特点是节段性血流速度异常。狭窄段流速升高，狭窄近端流速正常或相对降低，狭窄远段流速明显降低。

狭窄程度：以MCA为准，其他动脉相对降低10 cm/s的标准。

轻度狭窄（25%～49%）：90 cm/s < Vm < 120 cm/s。

中度狭窄（50%～69%）：120 cm/s < Vm < 150 cm/s。

重度狭窄（70%～99%）：Vm > 150 cm/s。

2. 血流频谱

随狭窄程度的加重，收缩期最高峰（S1峰）和血管的弹性搏动波峰（S2峰）融合，出现涡流或湍流频谱。频谱内部可能出现索条状对称分布的血管所特有的高强度血流信号频谱。

3. 血流声频

随狭窄程度的加重，声频粗糙，出现"乐性血管杂音"。

（二）颅内动脉闭塞

病变动脉血流信号消失，相邻动脉流速相对升高（代偿）。若为MCA急性闭塞，则主干血流信号消失。但MCA慢性闭塞时，TCD沿MCA主干或降低深度至浅层（25～30 mm）可以检测到低流速低搏动性单向或双向血流频谱（来源于ACA或PCA皮层侧枝血流信号）。

1. 颈动脉狭窄和闭塞

（1）颈内动脉狭窄

血流速度：病变侧颅外段颈内动脉血流速度异常升高，高于

健侧同名动脉流速 1.5 倍以上。患侧 MCA、ACA、ICA1 比健侧 ACA 流速相对升高（前交通支开放）。患侧 PCA 流速升高（后交通支开放）。

血流频谱：颅外段颈内动脉可检测到涡流或湍流频谱。双侧半球同名动脉血流频谱形态不同，病变侧 MCA、ACA、ICA1 峰型较钝，峰融合。

血流声频：颅外段颈内动脉的血流声频高调粗糙，可听到涡流或湍流形成的紊乱血流声频或血管杂音。

血管搏动指数：双侧颈内动脉系同名动脉、同侧半球颈内动脉系与椎基底动脉系（PCA）的 PI 指数不对称，病变侧明显低于非病变侧，即双侧 MCA、ACA、ICA1 不对称，同时患侧 MCA、ICA1、ACA 的 PI 值明显低于 PCA。

血流方向与侧支循环：前交通支开放，患侧 ACA 血流方向逆转（负向转变为正向）。颈内外侧支开放，病侧眼动脉血流方向逆转（正向转变为逆向）伴血流速度相对升高（与健侧比较）。

颈动脉压迫试验与侧支循环：检测病变侧 MCA 时，压迫健侧 CCA，病变侧 MCA 流速明显降低，证实前交通动脉开放。检测病变 PCA，压迫健侧 CCA、PCA 相对升高，进一步证实患侧后交通动脉开放。

（2）颈动脉闭塞

颈动脉闭塞与颈动脉狭窄的检测结果区别在于，颅外段颈内动脉血流信号消失，颅内动脉血流动力学变化与颈内动脉狭窄基本一致。

三、TCD 血流速度增快或减慢的病理意义

（一）血流速度增快的不同病理意义

1. 血管狭窄

TCD 表现为频谱紊乱，低频增强伴湍流或涡流形成。常见原

因：动脉粥样硬化、烟雾病、大血管炎、血栓部分再通、炎症或肿瘤导致的血管狭窄，放射性损伤引起的动脉狭窄、夹层动脉瘤等。

2. 血管痉挛

血管痉挛本质是特殊病理生理机制下的一种血管狭窄，在多数情况下是由于支配脑血管的肾上腺素使神经兴奋性增强，α受体兴奋增高，导致脑血管过度收缩而发生"痉挛"现象。TCD表现频谱形态正常。从临床观点看，多数脑血管痉挛是功能性疾病的一个指标；在少数情况下，脑血管痉挛是一种病理性的改变，如脑出血或蛛网膜下腔出血、脑血管的动静脉畸形、严重贫血等，一般在脑动脉硬化患者中出现。

3. 代偿性血流速度增快

TCD表现为频谱形态相对正常。最常见于PCA、ACA、BA和VA，因此，在检测至上述血管血流速度增快但频谱正常时，要高度警惕是否有潜在的相邻大动脉狭窄或闭塞存在。随着时间的推移，高速血流长期冲击可使代偿血管内膜受损狭窄，同样也可出现频谱紊乱的高流速频谱。

4. 脑动静脉畸形

供血动脉舒张期与收缩期血流速度非常接近，TCD表现为供血动脉高血流低搏动指数频谱，可伴有频谱紊乱。

5. 脑出血或蛛网膜下腔出血

由于脑血管破裂必然会导致脑血管痉挛，而引起出血血管的高流速的多普勒频移。此时必须结合临床症状进行诊断。

（二）血流速度减慢的不同病理意义

1. 狭窄远端血流速度减慢

TCD表现为收缩期上升速度减慢，峰时延迟，峰尖消失而成圆钝低搏动指数波浪状频谱。常见于大动脉严重狭窄或闭塞后的远端动脉。

2. 狭窄近端血流速度减慢

TCD 表现为除整体血流速度减慢外，舒张期血流速度减慢更明显，几乎消失，而呈低血流高阻力频谱。常见于 ICA 严重狭窄或闭塞前的 CCA 和 VA 颅内段严重狭窄前的 VA 起始段。

3. 脑供血不足

TCD 表现以同名血管对称性血流速度减慢为主，往往见于脑血管的功能变化及脑动脉硬化患者，心脏病引起心输出量明显降低也可出现脑供血不足。

4. 脑血管扩张

TCD 表现为频谱形态正常。多见于神经血管性头痛。

5. 脑血管动脉瘤

TCD 表现为供血血管低流速低搏动指数频谱。

四、TCD血流速度与脑血流量之间的关系

首先，血管内血流速度和血流量是两个不同概念，血流量指单位时间内通过血管横截面的血流容量，TCD 所能提供的只是血流速度而不是血流量。诚然，在血管管径不变的情况下，血流速度与血流量成正比，但在未知血管横截面的情况下，血流速度不能代表通过该血管的血流量。

其次，通过血管内的血流量与脑血流量也是两个不同概念。一条或数条动脉内通过的血流量不能代表被供应区域的脑血流量，因为脑动脉间可建立侧支循环相互代偿。由此可见，即使某动脉确实血流量下降了，也未必代表其供血区域一定存在脑血流量下降。

五、TCD在神经内科的其他主要应用

（一）微栓子监测

由于气体和血流之间存在声阻抗的不同而导致气–血界面有

超声散射，当一个气泡从血流中通过时可以接收到短暂的超声增强信号。可以设想如在血液中存在着其他的固体物质，则其回波强度亦有不同。

体外实验研究证实血栓、血小板和粥样斑块栓子都可以产生这种特殊的多普勒高信号，并且在有栓子源的如心房纤颤、颅内外大动脉狭窄、行颈内动脉内膜剥脱术等病人体内均检测到微栓子信号（microembolicsignal，MES）。

（二）TCD用于溶栓治疗中的监测

有国外学者等提出了根据急性脑梗死溶栓前TCD检测到的残余血流建立了溶栓脑缺血分级（Thrombolysis in Brain Ischemia，TIBI）。

TIBI血流分为6个等级：0级，未探及血流信号；1级，微弱血流信号；2级，低平圆钝血流；3级，低速血流信号；4级，狭窄的血流信号；5级，正常血流频谱。

TIBI分级用于颞窗深度在MCA主干远端（<54 mm）、枕窗在深度85～105 mm的基底动脉。有研究者对109名应用静脉TPA治疗的患者进行了急诊TCD的TIBI分级，发现残余血流速度与临床严重性明显相关。如果TIBI分级没有改善往往提示着病情正在加重。

TCD除了对血流进行分级，在溶栓过程中还担负着对溶栓效果进行评价的作用。根据血流情况将溶栓后血管再通分为完全和部分再通。完全再通者血流正常。多数患者为部分再通，TCD可监测到狭窄或低平的血流。持续的TCD检查可以观察闭塞血管的再通情况，对临床治疗有一定的指导作用。

（三）TCD用于卵圆孔未闭（Patent foramen oval，PFO）的诊断

TCD是新近开展的诊断PFO的非侵入性检查技术。将2 MHz探头置于患者颞窗处，调整探头角度直到寻找到大脑中动脉清晰的血流图谱为止并记录。开放肘静脉后，快速注射激活的氯化钠溶液（充满微气泡的无菌盐溶液）。如果不存在PFO，所有的微泡都会经过肺脏滤过，检测的血流频谱不会有异常变化。但是如果存在PFO，一些微泡就会经过卵圆孔（未能经过肺脏过滤）进入脑动脉。这时，即使最微小的气泡都会经超声波探头检测到，在频谱上表现为高尖的异常颜色的直线。然后嘱患者深吸气，随后努力做呼气动作但不呼出，重复上述操作过程有时可以提高检查的阳性率。

（谢莉红）

第四章 腰椎穿刺术

腰椎穿刺术（lumbar puncture）是神经科临床上常用的检查方法之一，虽然以影像学为代表的检查方法快速发展，能为很多神经系统疾病的诊断提供重要信息，但是腰椎穿刺术仍在多种中枢和周围神经系统疾病的诊断和治疗中发挥着不可替代的作用。腰椎穿刺术操作简便，相对安全，不过仍需严格掌握适应证及禁忌证，谨慎操作，积极预防和治疗穿刺相关并发症。

第一节 腰椎穿刺术操作

一、适应证与禁忌证

（一）适应证

1.中枢神经系统感染疾病，包括化脓性脑膜炎和/或脑炎、结核性脑膜炎和/或脑炎、病毒性脑膜炎和/或脑炎、霉菌性脑膜炎、乙型脑炎等。少见感染如中枢神经lyme病也需要腰穿检查。

2.某些蛛网膜下腔出血的患者，如临床怀疑蛛网膜下腔出血，但头颅CT阴性的患者；静脉窦血栓形成需要测定压力、疗效观察及鉴别诊断。

3. 中枢神经系统血管炎、炎性脱髓鞘疾病，如急性播散性脑脊髓炎，多发性硬化，视神经脊髓炎等。

4. 肿瘤性疾病的诊断与治疗。用于诊断中枢白血病，并通过腰椎穿刺鞘内注射化疗药物；由部分肿瘤患者脑脊液细胞学检查可以发现异型细胞对于肿瘤的诊断有重要提示意义。

5. 各种原因的脊髓病。

6. 系统性疾病神经系统受累，如中枢神经系统狼疮或者怀疑其他系统性免疫病累及神经系统。

7. 周围神经病。多数周围神经病患者，如格林巴利综合征等，行腰穿检查明确有无蛋白细胞分离、有无特殊感染证据等。

8. 脑脊液循环障碍。临床上怀疑高颅压、低颅压或者正常颅压。

9. 痴呆综合征。临床表现痴呆，并怀疑可能的原因是正常颅压脑积水、梅毒、慢性感染或者血管炎等。

（二）禁忌证

1. 穿刺部位的局部感染。

2. 后颅窝占位病变。

3. 各种原因所致的严重颅内压增高或已有脑疝迹象者。

4. 病情危重处于呼吸、循环衰竭者。

5. 有严重出血倾向者，有严重的凝血功能障碍患者，如血友病等，或者正在使用抗凝药，血小板计数低于 $50 \times 10^9/L$。

6. 脊髓压迫症的患者，脊髓功能处于即将完全丧失的临界状态，未明确骨质有无破坏，特别是高颈髓病变。

7. 不能配合检查的患者。

二、腰椎穿刺的实施

（一）术前准备

1. 术前与患者及家属充分交流腰椎穿刺检查的必要性及可能

的风险，取得患者及家属理解与知情同意。

2. 与患者核实操作地点及体位要求。

3. 取静脉血化验血常规、凝血功能及感染四项，待结果回报无禁忌证后方能进行操作。

4. 术前测血压、心率及呼吸频率，了解生命体征是否平稳。

5. 患者有躁动不安不能配合者，术前应给予适量镇静剂，以防穿刺中躁动。

6. 如明确患者颅压高，需术前讨论是否腰穿同时给予甘露醇降颅压，以防脑疝。

7. 准备腰穿器械与药品：清洁盘、腰穿包、消毒手套、口罩。

8. 为保证操作过程顺利，提前准备一个助手协助操作。

（二）操作步骤

1. 嘱患者侧卧于硬板床上，背部与床面垂直，头向前胸部屈曲，两手抱膝紧贴腹部，使躯干呈弓形，尽量使脊柱靠近床沿，便于操作。如患者不能完全配合（四肢无力等情况下），可以由助手在术者对面用一手抱住患者头部，另一手挽住双下肢腘窝处并用力抱紧，使脊柱尽量后凸以增宽椎间隙，便于进针。

2. 确定穿刺点，以髂后上棘连线与后正中线的交会处为穿刺点，一般取第3～4腰椎棘突间隙，有时也可在上一或下一腰椎间隙进行。注意：如果既往曾行腰椎手术患者，需要先明确手术部位，避免穿刺失败。

3. 常规消毒皮肤，消毒范围大于洞巾口的范围；戴无菌手套及口罩，铺洞巾，保证整个过程无菌。

4. 用2%利多卡因自皮肤到椎间韧带逐层做局部浸润麻醉。

5. 左手固定穿刺点皮肤，右手持穿刺针以垂直背部的方向缓慢刺入，成人进针深度约为4～6 cm，儿童则为2～4 cm，特殊肥胖患者需要更深的进针。当针头穿过韧带与硬脑膜时，可感到阻力突然消失并有落空感。此时可将针芯缓慢拔出（以防脑脊液迅速流出，造成脑疝），如见脑脊液流出证明穿刺成功。

6. 放液前，先接测压管测量压力。若想了解蛛网膜下腔有无阻塞，可做 Queckenstedt 试验。即在测定初压后，由助手先压迫一侧颈静脉10 s，然后再压另一侧，正常时压迫颈静脉后，脑脊液压力迅速升高一倍左右，解除压迫后10～20 s，迅速降至初始水平，称为梗阻试验阴性，提示蛛网膜下腔通畅。若压迫颈静脉后，不能使脑脊液压力升高，则为梗阻试验阳性，提示蛛网膜下腔完全梗阻；若施压后压力缓慢上升，放松后又缓慢下降，示有不完全阻塞。凡颅内压增高者，禁做此试验。

7. 撤去测压管，根据所需化验项目收集脑脊液送检，通常10～15 ml，如需做培养时，应用无菌操作留取标本。一般情况下，留取脑脊液后，需要重新接上测压管测定终压并做记录。

8. 如腰穿仅进行鞘内注药时，应先放出一定量脑脊液，然后再注入同量的药物。

9. 术毕，将针芯重新插入，连同针芯一起拔出穿刺针，覆盖消毒纱布，并用胶布固定。

10. 术后嘱患者去枕平卧4～6 h，嘱患者多饮水，必要时可根据终压等情况给予输液治疗，尽量避免术后低颅压头痛的发生。

(三) 并发症防治

1. 腰穿后头痛是最常见的并发症，多发生在穿刺后1～7日，以青年女性多见，侧卧位脑脊液压力在0.6～0.8 kPa以下。多因穿刺针过粗，穿刺技术不熟练或术后起床过早，使脑脊液自脊膜穿刺孔外流所致，患者于坐起/站起后头痛明显加剧。有时候无上述原因亦可出现，严重者伴有恶心呕吐或眩晕、昏厥，平卧或头低位时头痛等即可减轻或缓解。少数患者可出现意识障碍、精神症状、脑膜刺激征等，约持续一至数日，多于7日内恢复。故应尽量使用细针穿刺，术后去枕平卧（最好俯卧）4～6 h，并嘱多饮水常可预防。如经上述处理仍出现术后体位改变时头痛，除嘱患者继续平卧和多饮开水外，还可酌情给予静脉输注5%葡萄盐水500～1000 ml，每天1～2次，常可治愈。

2. 临床罕见脑疝形成，多发生在颅内压增高（特别是后颅凹和颞极占位性病变）时。当腰穿放液过多过快时，可在穿刺当时或术后数小时内发生脑疝，可以危及生命，应严加注意和预防。如患者存在颅内压增高，必要时可在穿刺前快速静脉输入20%甘露醇。如不幸一旦出现，应立即采取相应抢救措施，静脉注射20%甘露醇200～400 ml和高渗利尿脱水剂等，必要时可外科手术减压，抢救生命。

3. 临床少见原有脊髓、脊神经根症状突然加重，多见于脊髓压迫症，因腰穿快速放液后压力改变，导致椎管内脊髓、神经根、脑脊液和病变之间的压力平衡改变所致。可使根性疼痛、截瘫及大小便障碍等症状加重，在高颈段脊髓压迫症则可发生呼吸困难与骤停。上述症状不严重者，可先向椎管注入生理盐水30～50 ml，疗效不佳时应急请外科考虑手术处理。

4. 临床罕见颅内感染或马尾部的神经根损伤等，只要严格按照操作规范进行无菌操作均可以避免。

（四）注意事项

1. 严格掌握禁忌证，凡疑有脑疝先兆者，禁忌穿刺；凡患者处于休克、衰竭或濒危状态以及局部皮肤有炎症、后颅窝有占位性病变者均禁忌穿刺。

2. 穿刺时如出现呼吸、脉搏、面色异常等症状时，应立即停止操作，并紧急进行相应的处理。

3. 鞘内给药时，应先放出等量脑脊液，然后再等量注入药液。

4. 穿刺针进入椎间隙后，如有阻力不可强行进行，不可硬性改变穿刺针方向，需将针尖退至皮下，再调整进针方向。

5. 穿刺过程应缓慢进行，避免用力过猛损伤组织；亦避免进针过快而难以体会突破感。

6. 尽量使用细针进行穿刺，以尽可能减少低颅压综合征的发生，如发生可嘱患者多饮水或静脉滴注0.5%氯化钠低渗溶液。

7. 术后严格去枕4～6 h，有严重颅内压增高者需卧床1～2日，并观察呼吸、脉搏、瞳孔及血压等。

第二节　脑脊液压力测定与化验

一、脑脊液压力与动力学检查

(一) 脑脊液（CSF）初压与末压

腰椎穿刺未放出CSF前所测压力为初压，放出一定量CSF后的压力为末压。正常成人CS初压为0.8～1.8 kPa。初压对判断真实的CSF压力甚为重要，末压可随放出CSF量而变化，通常放出5 mlCSF后压力下降过于明显则提示脊髓蛛网膜下腔梗阻；若末压下降不明显多提示颅内压增高或者脑积水。

(二) CSF动力学检查

奎肯试验是观察椎管是否通畅的重要检查。

检查前应先行压腹试验，即检查者握拳用力压迫患者腹部。当CSF压力迅速上升、放手后迅速下降，表明穿刺针通畅并位于蛛网膜下腔内。不论椎管有无梗阻均有此反应。

压颈试验在腰椎穿刺测压后压迫双侧颈静脉持续10～20 s，压力随时间延长而迅速上升，解除压迫后迅速恢复至最初水平（通常不超过20 s）。压迫可采用手指或血压计袖带绑在患者颈部充气压迫两种方式。袖带法的压力可分别保持在2.6 kPa、5.2 kPa

和7.8 kPa水平，并根据充、放气过程中每隔5 s记录CSF压力值绘成压力曲线。有颅内高压、脑出血等病变时，不应做此检查，以免发生脑疝。

Tobey-Ayer试验是压颈试验的另一种手法，先压一侧颈静脉时压力无反应为正常，再压对侧时压力无反应为阳性，提示有颈静脉或侧窦栓塞的可能。

（三）脑脊液压力

高颅压指CSF压力大于2 kPa，见于颅内肿瘤、血肿、感染、癫痫持续状态、高血压脑病和脑外伤等，但需要排除紧张、屏气，或颈、腹部过屈等因素影响。

低颅压指CSF压力低于0.6 kPa，见于腰椎穿刺后CSF外漏、严重脱水、休克或者椎管梗阻等。

二、脑脊液化验

（一）CSF的常规检查

1. 外观

（1）正常CSF为无色透明。

（2）血性CSF呈粉红色，鉴别穿刺误伤与颅内出血。

（3）当CSF蛋白增加（>1.5 g/L）或其内混有大量破坏的红细胞时CSF黄色，称为CSF黄变。

（4）当颅内感染时，CSF混有大量白细胞、细菌或有蛋白增高时呈浑浊乳白色。

（5）CSF蛋白极度增高（>10 g/L）时可发生凝固。

2. 细胞计数

正常CSF内无红细胞，白细胞计数（0~5）×10^6/L，以单核细胞为主。白细胞增多提示感染，红细胞增多提示出血。

3. CSF的生化检查

（1）蛋白

CSF的蛋白包括白蛋白和其球蛋白，80%为白蛋白，20%为球蛋白。定型试验用苯酚试验（Pandy），此法所测主要为球蛋白，正常为阴性。定量试验测定为总蛋白，CSF正常值为0.15～0.45 g/L。蛋白增高多见于中枢神经系统炎症、脊髓压迫症、脑肿瘤等。

（2）葡萄糖

正常CSF中糖含量为2.5～4.4 mmol/L，为血糖的1/2～2/3。糖含量降低见于化脓性、结核性和真菌性脑膜炎，颅内恶性肿瘤特别是脑膜癌病，脑寄生虫病，低血糖症等。糖含量增高见于糖尿病、下丘脑病变等。

（3）氯化物

正常CSF氯化物含量为120～130 mmol/L，为血清中氯离子浓度的1.2～1.3倍。氯化物含量降低见于脑部细菌性或真菌性感染，各种原因导致的低氯血症等。氯化物含量增高见于中枢神经系统的病毒感染、呼吸性碱中毒及各种原因所致的高氯血症等。

（二）CSF的特殊检查

1.免疫球蛋白

正常CSF的免疫球蛋白低于血液，包括IgG、IgA、IgM、IgD和IgE五种，IgG含量约占70%，IgA约占8%，其余三种浓度均甚低。IgM相对分子质量大，不易透过血-脑屏障，又是抗原刺激后最早出现的高活性抗体，故其增高的临床意义较大。IgA增高见于感染急性期。IgG增高见于慢性免疫疾患。

2.寡克隆区带（OB）

OB是神经系统内合成免疫球蛋白的标志。正常的CSF不能检出OB。此带多见于多发性硬化、吉兰-巴雷综合征、脑炎、神经梅毒、脑寄生虫病或者疫苗接种等。

3. 24 h IgG鞘内合成率与IgG指数

反应中枢神经系统IgG的生成指标，前者更敏感。

4. 髓磷脂碱性蛋白（MBP）

MBP是髓鞘的重要成分，具有较强抗原性。中枢神经系统脱髓鞘时CSF的MBP增加，并可持续两周左右，故可作为多发性硬化活动期的监测指标。MBP增高亦见于脑梗死、脑白质营养不良、脑炎和代谢性脑病。

5.GM1抗体

GM1是神经系统的糖脂类抗原，在髓鞘和轴索内含量较多。CSF或血GM1抗体水平增高见于神经髓鞘和轴索损害，如吉兰-巴雷综合征、多灶性运动神经和多发性硬化（MS）等。

6. 细胞学检查

一般用脑脊液离心沉渣涂片，进行细胞分类和发现肿瘤细胞。

7.细菌学检查

细菌学检查包括涂片和培养，还可以动物接种以查找病原体。

（王天红）

第五章　常见疾病的影像学检查及诊断

第一节　脑血管疾病

　　脑血管疾病是临床常见病和多发病，是一类因脑部血液供应障碍引起的脑部疾病。临床上以急性发病居多，表现为偏瘫、言语障碍、感觉障碍及意识障碍。主要为缺血性脑卒中、出血性脑卒中，包括脑梗死、脑出血、脑动脉瘤与脑血管畸形等。CT为首选检查方法，核磁共振成像（MRI）检查有助于发现CT发现不了的早期脑梗死和微出血，数字减影血管造影（DSA）检查对于诊断脑血管病变更为有效。

　　（一）缺血性脑卒中

　　缺血性脑卒中发病率在脑血管疾病中占首位，可分为腔隙性脑梗死和脑动脉闭塞性脑梗死。

　　1. 腔隙性脑梗死

　　腔隙性脑梗死是脑深部小动脉闭塞而引起的深部脑组织较小面积的梗死，常多发，好发于基底节和丘脑，也可发生于脑干、小脑等区域，主要病因是高血压和脑动脉硬化。

（1）影像学诊断

CT：平扫基底节或丘脑类圆形低密度灶，边界清楚，直径10～15 mm，无明显占位征象，可多发。病灶附近脑室扩大，脑沟裂池增宽等脑组织局部萎缩性变性。

MRI：比CT更敏感，能发现CT难以发现的小病灶，尤其是弥散加权像（DWI）检查更有利于检出早期腔隙性梗死灶。病灶呈长T1、长T2信号，无占位征象。

（2）影像学鉴别诊断

需与软化灶、血管周围间隙鉴别，需结合病史，必要时可行核磁FLAIR序列检查。

CT为首选检查手段。对于症状明显但CT没有发现病灶的患者，可应用MRI检查。

2.脑动脉闭塞性脑梗死

脑动脉闭塞性脑梗死主要病因是脑的大或中等管径的动脉粥样硬化，继发血栓形成，导致管腔狭窄、闭塞，以大脑中动脉闭塞最常见，其次为大脑后动脉、大脑前动脉以及小脑的主要动脉闭塞，引起病变血管供血区脑组织坏死。

（1）影像学诊断

CT：脑梗死发病24 h内CT平扫检查可为阴性，或仅显示模糊的低密度区。部分病例可于早期显示动脉致密征和岛带征，之后会出现与病变血管供血区相符的低密度区，可伴周边脑水肿，并引起占位效应。脑梗死2～3周后，CT平扫病灶为等密度，称为"模糊效应"。之后密度持续降低，1～2个月后形成低密度囊腔，周围有脑萎缩征象。

增强CT检查梗死区域可呈脑回状、条状、环状或结节状强化。CT灌注成像可早期发现病变，并判定缺血核心和半暗带，脑梗死区域的局部脑血容量（CBV）和/或脑血流量（CBF）下降，平均通过时间（MTT）延长。CTA检查可以确定脑血管闭塞、狭窄及侧支循环形成的情况。

MRI：在梗死6h内，DWI即可发现高信号，有助于脑梗死的早期诊断。结合磁共振（MR）灌注成像，可以判断缺血半暗带，一般PWI上异常范围大于DWI异常范围，两者不匹配的区域即为半暗带。脑梗死早期病变区无血管流空信号，灰白质分界消失，脑沟变浅，病变呈长T1、长T2信号，范围与病变血管供血区相符。随着梗死时间的延长，病变周围水肿逐渐明显，占位效应显著。脑梗死后期，主要表现为软化灶和脑萎缩，病灶呈长T1、长T2类似脑脊液信号。磁共振血管成像（MRA）检查可以发现病变血管，并显示血管狭窄的位置和程度。治疗后随访患者进行MRA检查，可以观察病变血管有无再通以及有无侧支循环的形成。

（2）影像学鉴别诊断

对于CT及MRI表现不典型的脑梗死需要与胶质瘤、转移瘤、脑炎及脱髓鞘疾病相鉴别，增强扫描有助于鉴别诊断。鉴别困难的病例应结合临床检查及病史，并进行随访。

（二）出血性脑卒中

出血性脑卒中临床常见的包括高血压脑出血、蛛网膜下腔出血、脑梗死或脑血管栓塞后再灌注所致的出血性脑梗死等，出血可位于脑实质、脑室和蛛网膜下腔。出血性脑卒中多为急性起病，病情危重，有时仅凭临床表现难以与缺血性脑卒中鉴别。因此影像学检查是诊断出血性脑卒中的主要依据。

1. 高血压脑出血（Hypertensive intracranial hemorrhage）

高血压脑出血是指因长期的高血压和脑动脉硬化使脑内小动脉发生病变破裂而导致的脑内出血，是出血性脑卒中的最常见原因。好发部位为基底节和丘脑。

（1）影像学诊断

CT：急性期脑出血表现为脑实质内的高密度病灶，边界清楚，密度均匀，可有周围水肿及占位效应，部分病例出血可破入脑室和蛛网膜下腔。血肿吸收期表现为血肿缩小，边界模糊，密度逐渐减低，水肿及占位效应减轻。血肿完全吸收后形成软化灶，并可伴有脑萎缩。

MRI：急性期血肿呈等或稍长T1、长T2信号，亚急性期呈短T1、长T2信号，慢性期呈长T1、长T2信号，周围可有含铁血黄素环，呈短T2信号。

（2）影像学鉴别诊断

对于不典型部位的脑出血，需要与肿瘤卒中鉴别，增强扫描及MRI检查有助于鉴别诊断。鉴别困难的病例应结合病史，并随访，等血肿吸收后再次检查。

脑出血急性期CT为首选检查手段，可以方便快捷地确定出血部位、出血量，MRI能更好地观察血肿内部的变化，并有助于鉴别诊断。

2.蛛网膜下腔出血（Subarachnoid hemorrhage，SAH）

蛛网膜下腔出血是指由于颅内血管破裂，血液进入蛛网膜下腔。自发性蛛网膜下腔出血常见颅内动脉瘤破裂。

（1）影像学诊断

CT：脑沟裂池内高密度影，部分病例出血可破入脑室。大脑前动脉破裂，血液多聚集于视交叉、侧裂池前部；大脑中动脉、颈内动脉破裂，血液多聚集于一侧的外侧裂池附近；椎基底动脉破裂血液多聚集于脚间池和环池。间接征象：脑积水、脑水肿、脑梗死、脑室内出血。

MRI：对于急性期出血敏感性不如CT，亚急性期蛛网膜下腔内可见出血短T1信号，慢性期蛛网膜下腔内由于含铁血黄素沉积呈短T2信号。GRE及SWI序列对于含铁血黄素更为敏感。

（2）影像学鉴别诊断

根据典型的CT表现，结合临床三联征的特点，蛛网膜下腔出血的诊断不难。当出血量少时，有时影像学可无阳性发现，但腰穿脑脊液发现出血。

蛛网膜下腔出血急性期CT为首选检查手段，比 MRI 更敏感。而对于亚急性期和慢性期出血CTA、MRA及DSA检查有助于发现出血原因，优于CT。

（三）动脉粥样硬化（Atherosclerosis）

动脉粥样硬化是指由于脂肪、血栓、结缔组织和碳酸钙在动脉管壁沉积，导致动脉管壁增厚变硬并失去弹性造成管腔狭窄。主要累及大中型动脉，临床症状可因受累血管不同而有所不同。

1. 颅内动脉粥样硬化

颅内动脉粥样硬化常发生在全身动脉粥样硬化基础之上，是缺血性脑卒中的重要危险因素。CTA、MRA及DSA检查对于颅内动脉粥样硬化的评价各有优缺点。

（1）影像学诊断

CT：平扫可以很好地显示动脉管壁钙化斑块，CTA检查可以显示病变动脉管腔狭窄。

MRI：T2WI动脉相应部位流空减少或消失，3D-TOF MRA显示脉管腔局限性狭窄、扩张或粗细不均。

DSA：显示动脉局限性狭窄，管腔不规则或动脉闭塞，并可显示侧支循环。

（2）影像学鉴别诊断

颅内动脉多发病变，应与血管炎鉴别；局部血管狭窄，应排除血管痉挛；前循环双侧血管病变，应排除烟雾病。年轻患者单只血管狭窄或闭塞应排除动脉夹层。

MRA作为无创检查，在评价颅内动脉粥样硬化上有初筛作用；CTA检查对于血管狭窄的诊断更真实准确，但需要使用造影剂；DSA具有高空间分辨率和对比率，但由于属于有创检查，一般不作为首选检查。

2. 颅外动脉粥样硬化

颅外颈动脉粥样硬化性狭窄是缺血性中风的主要病因之一。

与卒中相关的颅外动脉粥样硬化是指颈动脉粥样硬化，其中颈动脉分叉处最常受累，临床常用检查包括颈动脉超声、CTA、MRA，近年新增加的颈动脉高分辨MRI检查能更好地显示颈动脉斑块的成分。DSA仍然是诊断金标准，但由于其有创性，很少用于单纯诊断。

（1）影像学诊断

CT：平扫可见动脉管壁的钙化，CTA可显示动脉狭窄程度以及闭塞情况，并可出现血管的扩张、扭曲、梭形改变等。

MRI：MRA用于颈动脉的检查可以观察动脉狭窄程度，但对于管壁情况显示效果不好。颈动脉高分辨MRI检查能够很好地显示颈动脉分叉处斑块的大小、成分，是否有斑块内出血及溃疡等。

DSA：可显示颈动脉狭窄的程度、斑块形态，并可显示是否有侧支循环形成。

（2）影像学鉴别诊断

颈动脉粥样硬化需与动脉夹层、纤维肌肉结构不良及大动脉炎鉴别。

颈动脉超声检查快捷、无创，可作为颈动脉粥样硬化的初筛检查。CTA及MRA作为无创检查，可以很好地评价颈动脉狭窄程度，颈动脉高分辨MRI可以显示颈动脉斑块的成分。

（四）脑血管病变

1. 动静脉畸形（Arteriovenous malformation，AVM）

动静脉畸形是一类脑动脉与静脉相交通的最常见的先天性脑血管畸形，常见于大脑中脉分布区的脑皮质，发育异常的血管团、供血动脉和引流静脉是其必备的诊断条件。AVM极易发生出血而产生脑出血、头痛和癫痫等临床症状，此外还有颅压增高征象、颅内血管杂音、突眼、精神症状。CT、MR及DSA是常用检查方法。

（1）影像学诊断

CT：没有发生出血的AVM平扫表现为边界不清的混杂密度灶，可见增粗迂曲的血管影，周围可见软化灶。周围脑组织常有脑沟增宽等脑萎缩改变。CTA检查可显示供血动脉、畸形血管团及引流静脉。

MRI：异常血管团表现为蜂窝状或蚯蚓状血管流空影，周围可伴脑萎缩征象。增强扫描后可见畸形血管团呈不均匀强化。MRA检查有助于发现供血动脉及引流静脉。

DSA：可清楚显示供血动脉、畸形血管团和引流静脉，并可显示循环时间缩短。

（2）影像学鉴别诊断

伴有出血的AVM应与其他脑内出血性病变鉴别。

MRI及MRA检查无创，不需要造影剂，是AVM的首选检查方法。CTA检查能更清楚地显示供血动脉及引流静脉。DSA检查是诊断金标准，但一般不作为首选检查。

2. 颅内动脉瘤（Intracranial aneurysm）

颅内动脉瘤是指局部动脉管壁变薄造成的动脉局限性扩大，分为粟粒状动脉瘤、囊状动脉瘤、假性动脉瘤、梭形动脉瘤和壁间动脉瘤。其中囊状动脉瘤最多见，好发于Willis环及血管分叉处。动脉瘤破裂是自发性蛛网膜下腔出血的主要原因。

（1）影像学诊断

CT：无血栓性动脉瘤CT平扫呈圆形高密度影，边界清楚，均匀强化；部分血栓性动脉瘤血栓部分呈等密度，无强化，而瘤腔及瘤壁可见明显强化，形成中心高密度和外周高密度环，称为靶征；完全血栓性动脉瘤为等密度，环形强化，血栓内可伴钙化。CTA可以显示动脉瘤的位置、大小、瘤颈宽窄及与血管的关系等重要信息。

MRI：无血栓的动脉瘤呈流空信号，可产生搏动伪影，有血栓的动脉瘤则呈混杂信号。MRA可显示与载瘤动脉相连的囊状突起，完全血栓性动脉瘤在MRA图像上有时很难显示。

DSA：可以直接显示动脉瘤的位置、大小、形态、瘤颈、瘤内血栓及载瘤动脉情况。

（2）影像学鉴别诊断

鞍区附近的动脉瘤需要与鞍区肿瘤鉴别。

CTA显示动脉瘤更直接、清晰，并且无创，是颅内动脉瘤的首选检查方法；MRA不用使用造影剂，可作为颅内动脉瘤的筛查方法。

3. 烟雾病（Moyamoya disease）

烟雾病是指颈内动脉末端闭塞或狭窄，大脑前、中动脉主干闭塞，脑内血管代偿性增生，脑底出现异常的小血管团，在DSA上形似烟雾，多累及双侧。

（1）影像学诊断

CT：只能显示脑梗死、脑出血、脑萎缩的改变，儿童以脑梗死多见，成人以脑出血多见。CTA可显示颈内动脉末端闭塞或狭窄，颅底异常增生血管网形成，椎-基动脉系统广泛性代偿性供血的侧支循环血管。CT灌注成像可以显示脑组织的血流情况。

MRI：不仅能显示脑梗死、脑出血及脑萎缩改变，还可以显示到不连续的血管流空信号影及颅底细小血管网流空信号。MRA亦可显示大血管的闭塞或狭窄、异常血管网形成及侧支循环代偿供血等。

DSA：是诊断烟雾病的金标准，能清楚显示颈内动脉末端闭塞或狭窄，大脑中动脉或前动脉主干消失，局部形成烟雾状血管网，循环时间延长。同时还可显示有无椎-基底系统及颈外系统侧支循环代偿。

（2）影像学鉴别诊断

一侧的血管病变需要与动脉粥样硬化引起的血管狭窄闭塞及脑梗死鉴别。

4. 海绵状血管畸形（Cavernous malformation）

海绵状血管畸形是一种缺乏动脉成分的血管畸形，可发生于脑的任何部位，但幕上多于幕下，最常见于幕上额、颞叶深部髓质区、皮髓交界区和基底节区，可多发生反复出血。表现为颅内新旧不等出血灶。

（1）影像学诊断

CT：表现为边缘清楚的圆形高密度影，密度多不均匀，可伴钙化，周围无水肿，增强扫描可见轻度至明显强化，强化程度与灶内血栓形成和钙化有关，血栓程度轻、钙化少则强化明显。

MRI：边界清楚的混杂信号影，边缘有含铁血黄素低信号环，使病变呈爆米花状，具有特征性。GRE 及 SWI 序列更为敏感，可表现为脑内多发大小不等低信号影。

（2）影像学鉴别诊断学

脑内多发病灶需要与脑淀粉样血管病、脑膜瘤和颅内转移瘤鉴别。

（3）推荐影像学检查

诊断海绵状血管畸形 MRI 检查为首选，特别是 GRE 及 SWIff 序列对于含铁血黄素更为敏感。

5. 脑静脉及静脉窦血栓

对于不明原因脑出血，伴有难以解释的颅内压增高的患者，应考虑到脑静脉及静脉窦血栓形成。该病好发于老年人和产褥期妇女，可分为硬脑膜静脉窦血栓、皮层静脉血栓和深静脉血栓。

（1）影像学诊断

CT：血栓直接征象有两种，"空征"即增强扫描血栓不强化呈低密度，"致密三角征"即平扫上矢状窦呈现高密度，直接征象相对少见，但特异性高。间接征象包括脑实质缺血、水肿、梗死等表现。CTV 能显示静脉窦充盈缺损、窦壁的强化及侧支静脉引流增加等征象。

MRI：静脉流空信号消失，被不同时期的血栓信号取代，脑实质水肿、梗死、出血。MRV见病变静脉窦不显影或狭窄，以及侧支静脉引流增加。

DSA：静脉期病变静脉窦不显影，可显示侧支静脉引流。

（2）影像学鉴别诊断

静脉窦内充盈缺损需与蛛网膜颗粒鉴别。静脉血栓所致脑出血需与淀粉样变性、脑挫裂伤、高血压性脑出血进行鉴别。静脉窦异常强化需与肿瘤鉴别。

第二节　颅内感染

（一）化脓性脑膜炎

化脓性脑膜炎是软脑膜和蛛网膜受化脓性细菌感染所致的化脓性炎性病变，常合并蛛网膜下腔积脓、室管膜炎。临床表现包括感染、颅压增高及脑膜刺激症状。

（1）影像学诊断

CT：早期可无异常发现。病情发展可显示脑沟、脑池、纵裂及脑基底部密度增高，脑回界限模糊，并发脑炎时可见脑内局限性或弥漫性低密度影。增强扫描有脑表面细条状或脑回状强化，低密度区与脑血流灌注改变有关。

MRI：蛛网膜下腔变形，渗出物在T1WI呈等或高信号，在T2WI上呈高信号，增强MRI检查可见软脑膜强化。FLAIR显示脑沟、脑池高信号。可并发脑水肿、梗阻性脑积水，可并发室管膜炎，T2WI可见室周白质高信号影，可并发脑静脉、静脉窦及脑动脉性梗死。

血管造影：可见继发的血管狭窄或闭塞。

（2）影像学鉴别诊断

非化脓性脑膜炎（如蛛网膜下腔转移瘤）、结节病、脑脊液内对比剂。

（二）脑脓肿

脑脓肿是指化脓性细菌感染引起的化脓性脑炎、慢性肉芽肿及脑脓肿包膜形成，少部分亦可由真菌及原虫侵入脑组织而致脑脓肿，可发生于任何年龄，以青中年占多数。脑脓肿可单发、多发，可发生在脑内任何部位，幕上多见，颞叶居多，也可见于额顶枕叶，小脑脓肿少见，偶见于垂体。

（1）影像学诊断

CT：炎症早期（放射学分期Ⅰ期）可表现正常，可见边缘模糊的皮下低密度病灶，伴或不伴轻度斑片状强化及占位效应；炎症晚期（Ⅱ期）可见中心低密度区伴不规则边缘强化，周围水肿及占位效应明显，少见含气脓肿。囊变早期（Ⅲ期）中心低密度，有薄层明显强化的囊壁，深部囊壁薄，近皮层囊壁厚，可见多囊性"子脓肿"，伴中度血管源性水肿；囊变晚期（Ⅳ期），囊腔皱缩，囊壁增厚，水肿、占位效应减轻。

MRI：炎症早期（放射学分期Ⅰ期）T1WI为边缘模糊、高低混杂信号团块，T2WI为边缘模糊的高信号团块，呈斑片状强化；炎症晚期（Ⅱ期）T1WI中心低信号，边缘等或稍高信号，T2WI中心局信号，边缘低信号，水肿高信号，呈明显不规则的边缘强化。囊变早期（Ⅲ期）可见清楚的薄壁强化；囊变晚期（Ⅳ期）囊腔塌陷，囊壁增厚，水肿、占位效应减轻。

弥散成像：囊腔DWI呈高信号，ADC呈低信号。

（2）影像学鉴别诊断

原发或转移性肿瘤、吸收期血肿、多发性硬化、放射性脑坏死、手术残腔等。

（三）病毒性脑炎

病毒性脑炎是指病毒透过血脑屏障，直接侵犯脑实质而引起的原发性脑炎。当炎症波及脑膜时，称为病毒性脑膜炎；两者同时受累，则称病毒性脑膜脑炎。

（1）影像学诊断

CT：早期CT多表现为正常，偶可见额叶眶面、颞叶、岛叶低密度影，可为双侧，偶见侵犯脑干，有轻度占位效应，可见出血。增强扫描可见局灶性、线样或脑回样强化。晚期出现脑软化、脑萎缩改变，可见钙化。

MRI：比CT敏感，T1WI低信号，T2WI、FLAIR高信号，DWI高信号。早期可有或无轻度斑片状脑回样增强，后期可见出血、脑软化、扣带回及对侧颞叶受累，高度提示疱疹病毒性脑炎。增强检查及晚期表现类似CT所见。

（2）影像学鉴别诊断

浸润性肿瘤、脑梗死、感染后综合征等。

（四）脑囊虫病

脑囊虫病是猪绦虫的囊尾蚴经血行播散寄生于人体内所造成的疾病，根据累及部位不同可分为脑实质型、脑室型、脑膜型和混合型，其中脑实质型又可分为早、中和退变或死亡期。

（1）影像学诊断

X线：偶尔可显示斑片、斑点状钙化，常多发，也可单发，囊虫死后皱缩，则钙化斑不规则。

CT及MRI：脑实质型早期主要为炎症反应，CT可能正常或双侧大脑半球低密度影，无强化。MRI表现为脑实质内T1WI低、T2WI高信号，增强后无强化或仅少量斑点状强化，可伴脑沟或脑池闭塞消失，脑室变小。中期为单发或多发含液体的囊性病变，直径一般0.5～1 cm。CT表现为囊状，近似脑脊液密度，无强化。MR1表现为囊状类脑脊液信号，无强化，部分病灶中可见小点状等信号突起头节。退变或死亡期，囊虫周围有明显炎症反应和水肿，CT片状低密度，可见结节或小环状强化，最后萎缩成中发或多发斑点状钙化。MRI片状T1WI低信号、T2WI高信号，有时可见头节，强化同CT。

脑室型常见于第四脑室，CT、MRI可见脑室内囊状类脑脊液密度或信号，其上方脑室扩大，一般囊壁无强化，MRI常可见囊壁和头节。

脑膜型主要侵犯蛛网膜下腔和临近脑膜，多位于桥小脑池及鞍上池，CT及MRI均表现为脑池内单或多个囊性类脑脊液密度或信号影，伴脑脊液循环受阻，局部软脑膜可强化。

（2）影像学鉴别诊断：其他寄生虫病、蛛网膜囊肿、结核性肉芽肿、细菌性脑脓肿及转移瘤。

（五）艾滋病相关脑病

艾滋病脑部病变包括： HIV脑炎、脑膜炎及脑室炎，HIV脑病伴机会性感染及相关病变。

（1）影像学诊断

HIV脑病系病毒性脑炎，且可伴脑膜炎及脑室炎，主要为脑白质区大片不规则坏死。

CT：表现为大脑白质半卵圆中心低密度病灶。合并脑膜炎及脑室炎时，可见脑膜及室管膜强化，常伴脑积水而致脑室增大，并可表现为弥漫性脑萎缩。

MRI：脑炎T1WI为低信号，T2WI为双侧斑片状高信号灶，常位于脑室周围，无强化。其他并发改变表现同CT。

HIV脑病伴机会性感染及相关病变主要包括：弓形虫脑炎、隐球菌病、淋巴瘤、进行性多灶性脑白质病等。

（2）影像学鉴别诊断

临床确诊艾滋病基础上结合影像学检查可做出AIDS侵犯中枢神经系统的诊断，鉴别诊断主要在HIV脑病伴机会性感染及相关病变之间进行。

第三节 脑中毒、代谢、变性类疾病

（一）多发性硬化（Multiple Sclerosis, MS）

多发性硬化是以中枢神经系统白质脱髓鞘病变为特点的自身免疫性疾病。其病因复杂，与遗传、病毒感染和环境等诸多因素有关。本病病程长，呈慢性进展型或复发缓解型，易发生于20～40岁的青壮年，女性多于男性。MS临床症状多样，以视力下降、肢体麻木和/或无力、共济失调、自主神经功能紊乱最为常见，其病灶部位不确定，有散在、多发的特征。

（1）影像学诊断

CT：常不能显示早期和轻微病变，病变显示为圆形或椭圆形低密度区，多位于侧脑室旁，边界清楚或不清楚，多无占位效应。绝大多数病例表现为多发、散在的病灶。

MRI：常规MRI检查表现为T1WI等或低信号，T2WI为高信号，长圆形或圆形，位于侧脑室周围的病灶长轴与侧脑室长轴垂直。病灶最多位于侧脑室额角、枕角周围，其他依次为半卵圆中心、胼胝体、脑干、第三脑室周围、穹窿、视交叉、小脑，发生于脊髓、基底节、内囊较少见。病灶常为多发小病灶，也可融合成较大病灶，或孤立的较大病灶，即肿瘤样脱髓鞘，常被误认为肿瘤。脊髓任何节段均可能受侵，但颈段受侵机会最多。病灶为纵长形、斑片状，一般不超过两个椎体长度。

增强扫描对本病的分期及病程进展非常重要。病灶的强化取决于以下因素：①病灶的期龄；②静脉注射造影剂至成像之间的时间；③激素治疗。急性期或新鲜病灶常出现增强，静止期或慢性期常不增强。病灶的强化常显示为实质性或环状强化，注射造影剂后15～30 min增强达高峰。紧邻皮质的病灶可呈马蹄状强化，其开口方向与皮质相对。激素治疗后病灶的CT或MRI增强均减少或消失。

（2）影像学鉴别诊断：老年脑、皮层下动脉硬化性脑病，血管炎性病变，偏头痛，急性散在性脑脊髓炎等。

MRI为首选检查，平扫及增强检查应同次完成。

（二）急性播散性脑脊髓炎（ADEM）

急性播散性脑脊髓炎是一种发生于病毒感染或疫苗接种后的脑和脊髓的脱髓鞘疾病。ADEM常继发于小儿发疹性疾病及非特异性上呼吸道感染后及疫苗接种后。本病可发生于任何年龄，以儿童及青年居多，无明显性别差异。多由病毒感染所致，最常见的是单纯疱疹病毒。

（1）影像学诊断

CT：初发病时，CT常阴性，发病后5～14天才有改变，典型表现为皮层下脑白质的多发性低密度灶，多发弥漫性病灶多见。可同时累及灰白质，局部脑回模糊，脑回肿胀，有时病灶会持续性强化。慢性期主要表现为脑萎缩。

MRI：急性期病灶呈长T1、长T2改变，由于MR具有高组织分辨率，能较CT检出更多病灶，特别是位于双颞、脑干、小脑的病灶，较CT优越。

增强扫描，CT、MR多无明显强化或轻度斑片状或环状强化。应用大剂量类固醇激素治疗后，MRI可显示病灶逐渐吸收。根据典型的MRI表现结合特征性的临床表现常可确定ADEM的诊断，同时MRI还可观察疗效。

（2）影像学鉴别诊断

多发性硬化、血管炎、脑白质病变、皮层下动脉硬化性脑病、脑炎、脑白质营养不良等。

（三）脑桥中央髓鞘溶解症（central pontine myelinolysis，CPM）

脑桥中央髓鞘溶解是一种髓鞘脱失性疾病，由于典型病变部位常位于脑桥中央而得名。但类似病变也累及脑桥以外区域，如丘脑，基底节，大、小脑的灰白质联合等。后一种情况又称脑桥外髓鞘溶解（extrapontine myelinolysis，EPM），两者合称为渗透性髓鞘溶解（osmotic myelinolysis，OM）。CPM、EPM 常以双侧对称性受累为特征。

（1）影像学诊断

CT：显示脑桥中央和脑桥外对称性低密度区。

MRI：早期诊断价值优于 CT，并且 T2WI 是最敏感的显示方法。特别是早期或轻度 CPM 患者，可表现为长 T1、长 T2 信号，显示更佳。MRI 横断面 T2WI 成像时，中央部分各种形态的高信号区，可为三角形或类三角形状，矢状面成像病灶为长圆形，冠状面成像病灶为蝙蝠状。在弥散加权像（DWI）上呈稍高信号，表观弥散系数（ADC）相当低。

增强扫描：CPM 强化少见，或表现为轻度均一或周边强化。

（2）影像学鉴别诊断

脑干肿瘤如胶质瘤、转移瘤，梗死、多发性硬化、脑炎和急性播散性脑脊髓炎。

（四）进行性多灶性脑白质病

进行性多灶性脑白质病（PML）即 Papova 病毒性脑炎，是一种罕见的亚急性脱髓鞘疾病。本病发生于细胞免疫反应缺陷的病人，以艾滋病、白血病、淋巴瘤多见，也可见于其他恶性肿瘤、肾移植、肺结核、结节病等。病变部位常见于大脑半球的白质，以顶枕叶较为显著，病灶呈多发，可融合、坏死，形成腔或囊肿。小脑、脑干常受累而脊髓多显示正常。本病多见于成年男性，起病年龄 20～80 岁，大多在 50 岁以上。进行性脑损害的症状有精神症状、偏瘫、四肢瘫、偏盲、共济失调、智能减退，最终成为痴呆。

（1）影像学诊断

CT：表现为白质区多发斑片状低密度影，可融合，两侧多不对称，没有占位效应和强化特征。病变可累及双侧脑室旁和脑白质，偶尔可见斑点状的强化或环形强化。随着病情的进展，低密度区不断扩大延伸。晚期表现为脑萎缩改变。

MRI：病变通常位于额顶叶和颞叶脑白质，也可累及脑深部灰质。1/3 的病灶位于枕叶后颅凹。病灶在 T2 加权像上呈高信号，T1WI 上呈低信号，往往无占位效应，但有融合倾向，典型的 MRI 所见为顶枕叶较大面积的长 T1、长 T2 信号，位于皮层下脑白质外缘清晰并呈扇形。有时病变可呈环状，在 T2 加权像上出现较多，中央为低信号，四周为高信号。有个别 PML 患者可表现为占位肿块而被误诊为其他疾病。

（2）影像学鉴别诊断

多发性硬化、脑血管病、皮层下动脉硬化性脑病、肾上腺脑白质营养不良。

（五）一氧化碳中毒性脑病

一氧化碳中毒迟发性脑病，是指一部分急性一氧化碳中毒患者经抢救治疗意识恢复后，经过 2 至 60 天的"假愈期"后，又出现多种神经精神症状。一氧化碳中毒迟发性脑病（DEACMP）的临床过程较为特殊，即一氧化碳中毒史—昏迷—假愈期一系列神经精神症状，诊断不难。

（1）影像学诊断

CT：头部 CT 的典型表现为双侧大脑白质，两侧或单侧基底节区或苍白球区低密度改变。脑 CT 检查时间以发病 2 周后最佳。

MRI：①双侧脑室周围白质和半卵圆中心对称的点状、斑片状或融合性病灶，T2 加权呈高信号，T1 加权呈低信号；②常可见到 T2 加权上丘脑和壳核存在双侧弥漫性低信号灶，这表明铁在丘脑和苍白球的沉积增加；③基底节区的缺血或坏死。病变部位多在大脑的白质区和双侧苍白球区，极少发生于大脑皮质和小脑。

（2）影像学鉴别诊断

脑血管病、皮层下动脉硬化性脑病、脑炎。

（六）肝豆状核变性

肝豆状核变性又称 Wilson 病，是一种常染色体隐性遗传的铜代谢障碍所致的肝硬化和脑变性疾病。多在 10～20 岁起病。由于血中铜增加而在各脏器组织中蓄积，导致脏器功能、形态紊乱，临床表现复杂多变。常有神经系统锥体外系症状及肝脏损害。本病发病机制尚未明了，神经系统病理变化主要发生在豆状核与尾状核，其次为丘脑、中脑、小脑齿状核，也可发生在大脑皮质。

（1）影像学诊断

CT：头颅 CT 所显示特征性表现为双侧基底核对称性低密度灶及脑萎缩。基底核低密度灶主要发生在豆状核及其周围。也可发生在尾状核头部、丘脑、脑干的红核、小脑的齿状核、大脑外侧裂附近的脑岛和脑皮质，尤其是额叶皮质，常为对称性，形态相似。肝豆状核变性另一改变为脑萎缩，系铜沉积于脑灰质所致广泛性脑损害表现。CT 表现为脑室扩大，脑池、脑沟增宽。

MRI：肝豆状核变性的 MRI 表现主要由于过量铜离子沉积引起的胶质增生及局灶水肿的反应，受累区星形胶质细胞增生肥大，呈等或稍长 T1、长 T2 信号，以豆状核（壳核及苍白球）最多见，其次是丘脑、尾状核头及大脑白质，脑干也不少见，偶见于小脑齿状核。

（2）影像学鉴别诊断

多系统变性病、Leigh 病等相鉴别。

第四节　中枢神经系统占位性病变

颅内肿瘤按肿瘤组织的起源分为：神经上皮组织起源肿瘤、脑神经和脊髓神经根起源肿瘤、脑膜起源肿瘤、淋巴瘤和造血组织肿瘤、生殖细胞起源肿瘤、鞍区肿瘤6类。神经上皮组织起源肿瘤最常见，既往称之为神经胶质瘤，包括星形细胞瘤、少突胶质细胞瘤、室管膜瘤。按解剖部位可分为幕上占位，幕下占位，鞍区占位，松果体区占位，脑室、脑池和蛛网膜下腔占位肿瘤。

（一）幕上占位

1. 星形细胞瘤

星形细胞瘤是神经系统最常见的肿瘤，可发生在中枢神经系统的任何部位，成人多见于大脑，儿童则多见于幕下，发生在幕上者多见于额叶、颞叶，顶叶次之，也可累及两个脑叶。

（1）影像学诊断

CT：多呈密度较均匀一致的低密度肿块，有一定的占位效应及瘤周水肿，少部分可见钙化影，瘤内出血或坏死少见，多数不增强或稍有增强。Ⅰ、Ⅱ级星形细胞瘤水肿多不明显；Ⅲ级、Ⅳ级星形细胞瘤多有水肿。

MRI：多呈局灶性或弥漫性长T1、T2信号肿块，瘤周水肿大多轻微，一般不强化，有强化提示则肿瘤级别更高。

（2）影像学鉴别诊断

脑梗死疾病的急性期：位于血管分布区，通常DWI弥散受限。

急性脱髓鞘性疾病：通常DWI弥散受限，扫描部分病灶常可见斑片状强化。

脑炎：水肿明显，常常弥散受限。

转移瘤：常多发，瘤周水肿明显，可见明显强化，呈结节状或厚壁环形强化。

2. 少突胶质细胞瘤

生长缓慢但呈浸润性的肿瘤，中年多发，肿瘤绝大多数居于幕上，额叶最多见，其次为顶叶和颞叶，后颅窝罕见。

（1）影像学诊断

CT：平扫呈低、等或略高密度肿块，大部分有钙化，条索状钙化较多，部分可见出血、囊变。增强扫描，近半数可见不同程度强化，若出现不规则环状强化，提示恶变可能。

MRI：平扫T1呈等皮层信号，T2WI呈等、高信号，信号不均匀。除恶变外，出血、囊变少见。增强扫描近半数强化，增强比较明显。

（2）影像学鉴别诊断

节细胞胶质瘤：好发于儿童及青年人，颞叶常见，多位于深部白质，囊变、钙化常见。

低级星形细胞瘤：通常累及白质，灰质相对保留，钙化少见。

胚胎发育不良性神经上皮肿瘤（DNET）：少见，好发于儿童及青年人，通常位于皮层，呈"泡泡样"改变，边界清楚，常伴有灰质异位。

3. 多形性胶质母细胞瘤

来源于低级别星形细胞瘤的恶变或直接原发的恶性肿瘤，老年患者多见。肿瘤位于皮层下呈浸润性生长，好发于额顶叶，可累及多个脑叶，多伴有瘤内出血、坏死等，可能出现多中心或多灶性生长。易发生播散性转移及复发。

（1）影像学诊断

CT：边缘等密度，中心低密度肿块，边缘模糊，周边水肿明显，占位效应明显，坏死囊变及钙化少见，增强扫描后可见病灶中心坏死，周边厚壁、不规则强化。

MRI：呈混杂T1、T2信号影，边界不清，常可见病灶内肿瘤出血或坏死，累及多个脑叶及胼胝体，周边水肿明显，占位征象重。增强扫描显示病灶出现不规则、囊壁环状强化影。多数胶质母细胞瘤在后期沿白质束向周围扩散，可形成卫星灶。

（2）影像学鉴别诊断

间变性星形细胞瘤：通常不强化，局灶性强化提示肿瘤级别更高。

转移性肿瘤：单一的转移性病灶，应结合病史及病程综合判断。

脑脓肿：相对均匀的薄壁强化。临床病史有助于鉴别。

肿块样脱髓鞘：马蹄样强化，开口指向皮层。

4. 原发中枢神经淋巴瘤

原发性中枢神经系统淋巴瘤在人免疫缺陷病毒感染人群中的发病率显著高于正常人群。幕上常见，幕下亦不少见。

（1）影像学诊断

CT：深部灰质核团或脑室旁白质高密度团块影，偶尔呈等密度，可有出血或坏死。增强扫描，中等程度均匀强化常见，偶尔呈环状强化，无强化者罕见。

MRI：多呈等灰质信号团块影，有不同程度水肿区及占位效应。FLAIR及DWI呈高信号。增强扫描，免疫功能正常者呈明显均匀强化，免疫缺陷患者常呈环形强化。

（2）影像学鉴别诊断

弓形体病：常规MRI常难以鉴别。正电子发射计算机断层显像（PET）葡萄糖低代谢有助于鉴别诊断。

胶质母细胞瘤：出血、坏死常见，包绕坏死的环形强化呈"摊鸡蛋"样。

脑脓肿：T2WI可见低信号环，增强扫描后显示中心坏死、边缘薄壁环形强化。

脱髓鞘假瘤：患者较年轻，脑室周围更常见，呈"马蹄形"强化。

5. 转移瘤

约80%以上的脑转移瘤位于大脑半球灰白质交界区及动脉边

缘处，位于小脑的占15%，位于基底节的占3%，颅内转移的其他部位有硬脑膜和软脑膜。肿瘤发生脑转移的概率由多到少依次为肺癌、乳腺癌、胃癌、结肠癌、肾癌、甲状腺癌。约有10%～15%病例查不到原发瘤。

（1）影像学诊断

CT：灰白质交界处等或低密度肿块，瘤周多有不规则指状水肿，偶有出血，常多发。增强扫描呈环状、结节状或斑点状明显强化，来自肺癌常为环形强化，乳腺癌多为结节状强化，肾上腺癌多为实性强化，肿块内有小坏死灶，黑色素瘤通常也为实性强化肿块且1/3有出血，绒毛膜上皮癌伴出血也常见。

MRI：T1WI呈等或低信号（转移性黑色素瘤、T1WI呈高信号），T2WI呈高信号肿块。多数瘤周水肿明显，常多发。DWI弥散不受限。增强扫描可见环状、结节状或斑点状明显强化。

（2）影像学鉴别诊断

脑脓肿：DWI弥散受限，ADC值降低。

高级别胶质瘤：浸润性生长，位置较深，与单发转移瘤鉴别困难。

脱髓鞘假瘤：患者较年轻，脑室周围更常见，呈"马蹄形"强化。

肥厚性硬脑膜病：与转移瘤鉴别困难，激素治疗后好转。

结核瘤：结节样强化的厚壁及DWI高信号是结核瘤的特征。

MR增强扫描为首选检查方法。

（二）幕下占位

1.神经鞘瘤

源于神经鞘，颅内大多数是听神经鞘瘤，其次为三叉神经鞘瘤。

（1）影像学诊断

CT：等或略低密度肿块，其内常见囊变，无钙化。部分强化明显。小的听神经鞘瘤未引起内听道扩大时，CT难以发现。

MRI：平扫时呈T1WI等低混杂信号，T2WI高信号肿块，囊变及坏死常见，偶见出血，边缘清楚。实性部分强化明显。可显示内听道内还未引起内听道扩大的小听神经鞘瘤。

（2）影像学鉴别诊断

脑膜瘤：宽硬脑膜基底，通常不伸入内听道。常常引起局部骨质硬化增生。增强扫描脑膜瘤常见"硬脑膜尾征"。

表皮样囊肿：无强化，DWI呈高信号。

2. 髓质母细胞瘤

髓质母细胞瘤是儿童后颅窝常见的恶性程度高而预后较差的原始神经外胚层肿瘤，发病高峰在15岁之前，成人少见，多见于男性，常常有脑脊液转移。

（1）影像学诊断

CT：大多数呈边缘清楚的高密度团块影，周围小脑有不同程度低密度水肿环。肿瘤突入和充满第四脑室很常见，第四脑室向前移位，包裹肿瘤，瘤内钙化不常见，出血罕见。增强扫描，肿瘤呈中等程度均匀强化，少部分可见斑片状强化。

MRI：稍长T1、等长T2肿块，通常突入并充满第四脑室，明显强化，偶有斑片状强化或不强化。沿脑脊液途径种植转移表现为脑室壁或蛛网膜下腔的明显带状、结节强化影。

（2）影像学鉴别诊断

第四脑室室管膜瘤：病程长，第四脑室内可塑性肿块，肿瘤钙化、囊变常见。

毛细胞星形细胞瘤：病程长，多位于小脑半球，常见囊变，实性部分强化明显。

脉络丛乳头状瘤：脑室内分叶状肿块，常见钙化，增强明显。

脑干胶质瘤：常常位于脑干背侧向外生长，第四脑室受压向后移位，肿块轻微或无强化。

（三）鞍区占位

1. 垂体瘤

垂体瘤是成人鞍区最常见的良性肿瘤，属脑外肿瘤，包膜完整，与周围组织界限清楚，可向上生长突破鞍隔侵及鞍上池，较大的肿瘤因缺血或出血而发生中心坏死或囊变。垂体瘤大体上分为微腺瘤（直径小于1 cm）和大腺瘤（直径大于1 cm）。依临床表现及内分泌检查又分为功能性腺瘤和无功能性腺瘤两大类。

（1）影像学诊断

CT：通常和灰质等密度，常有囊变，偶有钙化。大腺瘤使蝶鞍扩大，部分可侵蚀鞍底累及海绵窦。增强扫描可见肿瘤呈中等程度、不均匀强化。

MRI：大腺瘤通常为等灰质样信号，呈"8"字形或雪人状，常见囊变及海绵窦受累，侵袭性腺瘤可见肿瘤向周边浸润性生长。几乎所有大腺瘤都增强。垂体微腺瘤与正常垂体相比大多表现为垂体内低信号，少部分可呈等或高信号。增强动态扫描，病变显示更明显。

（2）影像学鉴别诊断

垂体良性增生：青春期、妊娠期垂体暂时性增大属于正常现象。

动脉瘤：常为偏心性的，可见血管流空。

颅咽管瘤：典型的颅咽管瘤不难鉴别，发生于鞍内时需注意鉴别。

鞍隔脑膜瘤：可见明确与肿瘤分离的垂体，肿块在上，垂体在下。

脊索瘤：侵袭性垂体瘤有时需鉴别。

拉克氏囊肿：拉克氏囊肿信号较均匀，无实性成分，一般不强化。

垂体脓肿：罕见，增强扫描，病灶呈环形强化。垂体脓肿常累及海绵窦，表现为海绵窦明显强化。

MRI平扫及增强扫描垂体微腺瘤时需动态强化扫描。

2.颅咽管瘤

颅咽管瘤发病年龄呈双峰分布，儿童5～15岁最常见，成年人高峰年龄在45～60岁。

（1）影像学诊断

CT：鞍上囊性或囊实性混合肿块，钙化常见，呈蛋壳样或点状。增强扫描，囊性部分呈边缘强化，实性部分呈结节状或团块状强化。

MRI：平扫多呈混杂信号囊实性肿块，鞍内呈实性肿块，增强扫描可见实性部分不均匀强化，囊壁明显强化。

（2）影像学鉴别诊断

Rathke's囊肿：无钙化，信号较均匀，无实性成分，一般不强化。

下丘脑/视交叉星形细胞瘤：肿块边界清晰，可有小的囊变坏死成分，无钙化，强化明显，常合并一侧或双侧视力下降。

表皮样囊肿、蛛网膜囊肿：DWI序列上弥散受限，无强化。

肉芽肿：青少年常见，位于鞍内。

鞍区畸胎瘤：密度和信号混杂，多不强化，含生殖细胞成分，强化明显且非常不均匀。

动脉瘤血栓形成：高龄患者，病变含有血液成分，寻找动脉残腔和搏动伪影有助于鉴别。

3. Rathke's囊肿

Rathke's囊肿很常见，是起源于胚胎性Rathke's裂残留物的非肿瘤性囊肿。囊肿一般完全位于垂体窝内，体积较大时可向鞍上发展，临床症状多为囊肿压迫周围结构（视交叉、下丘脑、垂体、垂体柄）所产生，常表现为视力障碍、垂体功能不全及头痛、尿崩症。

（1）影像学诊断

CT：CT平扫为圆形或分叶状鞍内或鞍上等低密度病灶，边界清晰。增强扫描，病灶无强化。

MRI：信号依囊肿内容物的不同而不同。增强扫描病灶无强化，临近受压迫的垂体可见强化。

CT鞍内低密度肿物，MRI鞍内长T1、T2信号肿物，增强扫描病灶不强化。

（2）影像学鉴别诊断

颅咽管瘤：囊实性肿块，可见钙化，大多数可有强化。

囊性垂体腺瘤：信号不均匀，钙化少见，边缘强化可伴有结节样强化。

其他非肿瘤性囊肿：蛛网膜囊肿、表皮样囊肿、混杂的鞍内囊肿等。

（3）最佳检查方法

MRI为首选检查方法。

（四）松果体区占位

1. 生殖细胞瘤

生殖细胞瘤多发生于松果体区，松果体区多见于男性，而鞍上区则女性略多。肿瘤可以是多灶性的，同时发生于鞍上和松果体区，脑脊液转移常见。

（1）影像学诊断

CT：松果体区等密度或高密度肿块，肿块内包绕有结节状、斑点状松果体钙化。增强扫描，病灶明显均匀强化，可以并发脑积水。

MRI：T1WI呈等或低信号，T2WI呈等或高信号肿块，DWI上弥散受限呈高信号。病灶明显强化，如有囊变则强化不均匀，约50%为多发病变。

（2）影像学鉴别诊断

松果体细胞瘤和松果体母细胞瘤：松果体实质肿瘤显示"爆裂"的松果体钙化。

畸胎瘤：密度和信号混杂，强化非常不均匀。

脑膜瘤：边界清晰，信号均匀，强化明显。

（3）最佳检查方法

全脑+全脊髓MRI增强扫描为首选检查手段。

2. 松果体实质肿瘤

松果体实质肿瘤包括松果体细胞瘤及松果体母细胞瘤，部分肿瘤含生殖细胞成分。患者年龄分布广，松果体细胞瘤多见于成人，松果体母细胞瘤多见于儿童。

（1）影像学诊断

CT：松果体母细胞瘤表现为结节样混杂密度肿块，周边钙化常见，增强扫描后可见肿瘤多数不均匀强化，少数均匀强化。松果体细胞瘤表现为等低密度肿块，周边钙化。

MRI：松果体母细胞瘤表现为结节样混杂信号肿块，肿瘤不均匀结节样强化，少数均匀结节样强化。松果体细胞瘤表现为边缘清楚的等长T1、长T2肿块，明显强化。

（2）影像学鉴别诊断

脑膜瘤：明显均匀强化，邻近脑膜出现"尾巴征"有助于鉴别。

生殖细胞瘤：明显均匀强化，肿瘤易播散，可见融合多发病灶。生殖细胞成分对放疗非常敏感，实验性放疗有助于鉴别。

畸胎瘤：病灶内成分混杂，可见高密度钙化及低密度脂肪成分等，一般病灶不出现强化。

3. 畸胎瘤

多见于松果体区，亦见于鞍上、第三脑室，偶见第四脑室。一般认为畸胎瘤多系个体发育初期，部分多能性原始细胞分离出来，增殖发展成肿瘤。依病理形态分为成熟畸胎瘤、未成熟畸胎瘤和恶性畸胎瘤。

（1）影像学诊断

CT：一般为圆形、分叶状，边界清晰的囊实性混杂密度肿块，其内可见脂肪样低密度影，常伴钙化，通常无强化。

MRI：T1为高低混杂信号（含脂肪时T1高信号），T2为不均匀高信号肿块。通常无强化。

（2）影像学鉴别诊断

颅咽管瘤：呈囊实性病灶，可有结节性钙化灶，呈长T1、长T2信号，大多数呈明显强化。

脂肪瘤：多为均匀的脂肪结构。

（五）脑室、脑池和蛛网膜下腔占位

1. 室管膜瘤

室管膜瘤多见于儿童及青年，约75%位于幕下，幕上仅占25%。肿瘤大多位于脑室内，少数位于脑组织内。部分患者可见沿室管膜播散。

CT：第四脑室等密度或混杂密度，呈单发或多发点状，幕上肿瘤常反射在脑室周围，多位于顶、枕叶。近一半肿瘤有钙化，呈单发或多发点状，幕下者多见，幕上少见，肿瘤常有囊性病变，增强扫描可见肿瘤呈中等强化。

MRI：在T1WI上为低信号或等信号，T2WI为高信号，肿瘤血管显示为低信号。第四脑室内不均匀，肿瘤一般紧邻侧脑室，常常经第四脑室正中孔和侧孔向脑室外蔓延。

（2）影像学鉴别诊断

髓母细胞瘤：常位于小脑蚓部，平扫密度、质地尚均匀。

毛细胞星形细胞瘤：常位于小脑（偏离中线）及鞍上，多有囊变，实性部分明显强化。

脑干胶质瘤：位于脑干，突入而非源于第四脑室，第四脑室受压后移，病灶强化不明显。

脉络丛乳头状瘤：脑室内分叶状肿瘤具有分泌性，与脑室分界清楚，病灶明显强化。

第四脑室囊虫：儿童少见，脑室内囊性病变，部分可见头节。血清囊虫实验阳性常常有助于鉴别。幕上脑室外患者难与星形细胞肿瘤、转移瘤等鉴别。

2. 脉络丛乳头状瘤

脉络丛肿瘤是神经外胚层起源的肿瘤，来自血管丛上皮细胞，分为脉络丛乳头状瘤和脉络丛癌。脉络丛肿瘤发生在有脉络丛存在的地方，小儿最常见于侧脑室三角区，成人最常见于第四脑室。

（1）影像学诊断

CT：脑室内球形或分叶状等密度或高密度肿块，边缘清晰，脑积水常见，25%的肿瘤内有点状或团块状钙化，囊性少见。增强扫描可见肿瘤呈中度到明显均匀强化，不均匀强化提示脉络丛癌。

MRI：肿瘤边缘常为颗粒状或凹凸不平，T1WI 呈等或低信号，T2WI 呈等或高信号，脑积水常见，可见瘤内血管流空信号，偶见肿瘤内坏死和出血。增强扫描可见肿瘤明显强化。

（2）影像学鉴别诊断

室管膜瘤：第四脑室常见，幕上多见于脑室外。

脑膜瘤：中年人多发，除神经纤维瘤病外儿童少见。

髓母细胞瘤：小脑蚓部凸入第四脑室的稍高密度、等T1等T2高信号肿块，密度和信号比较均匀。

转移瘤：已知原发肿瘤病史，儿童罕见。

室管膜下瘤：脑室内肿块不强化。

3. 蛛网膜囊肿

蛛网膜囊肿是蛛网膜下腔内充满脑脊液的囊腔，不与脑室相通，是一种良性占位病变，可分为先天性和后天性，任何年龄均可发病，儿童约占75%。囊肿通常长期无变化，但也可缓慢增大。

（1）影像学诊断

CT：CT平扫一般为脑脊液密度，少数情况下伴有囊内出血时可表现为高密度，边界清晰，无瘤周水肿，临近脑组织可出现受压、移位。病灶可能进展增大，造成临近颅骨变薄或骨质重塑。增强扫描无强化。

MRI：囊肿表现为脑脊液样信号，T1WI呈低信号，T2WI呈高信号。伴有囊内出血时，T1WI和T2WI通常为高信号。液体衰减反转恢复（FLAIR）呈低信号，DWI无弥散受限。

（2）影像学鉴别诊断

表皮样囊肿：可见扇样边缘，FLAIR呈高信号，DWI扫描可见弥散受限。

其他非肿瘤性囊肿：脑穿通畸形囊肿等。

神经上皮囊肿：很少见，后颅窝及脊柱最常见。

（3）最佳检查方法

MRI为首选检查方法。

4. 表皮样囊肿

表皮样囊肿是一种良性肿瘤，因囊内充满胆固醇结晶和透明角质成分及其他脂类成分，外观类似珍珠，因此又称珍珠瘤，为起源于外胚层的先天性病变，囊肿内不含有其他皮肤附件。

（1）影像学诊断

CT：分叶状的肿块，绝大多数表现为类似脑脊液的低密度影，可有钙化，边界清晰。极少数可表现为高密度影，一般无强化，少数边缘可见轻度强化。

MRI：T1、T2等或略高于脑脊液信号，FLAIR、DWI高信号，一般无强化，边缘可见轻度强化。

（2）影像学鉴别诊断

蛛网膜囊肿：在所有序列上的表现同脑脊液信号，FLAIR像呈低信号，无弥散受限。

囊性肿瘤：信号与脑脊液差别大，通常可有强化。

皮样囊肿：通常位于或邻近中线，与脂肪类似，常发生破裂。

5. 脑膜瘤

脑膜瘤是起源于脑膜及脑膜间隙的衍生物，多数为良性肿瘤，女性多发，儿童少见。凡属颅内富于蛛网膜颗粒与蛛网膜绒毛之处皆是脑膜瘤的好发部位。

（1）影像学诊断

CT：均匀等密度或高密度肿块，附于硬膜表面，邻近颅骨常见骨质增生硬化，少数可见囊变、坏死或瘤内出血。绝大多数明显均匀强化，钙化密集的肿瘤可不强化。

MRI：多数为与灰质信号接近肿块影，部分可见血管流空影。明显钙化及纤维化的肿瘤T2WI呈低信号，瘤周常见脑脊液信号环。绝大多数明显强化，常不均匀，脑膜尾征常见，但无特异性。

DSA：约一半以上的脑膜瘤血管造影可见肿瘤染色，肿瘤可同时接受颈内、颈外或椎动脉的双重供血。

（2）影像学鉴别诊断

硬脑膜转移瘤：局部硬脑膜增厚，形成软组织肿块，常常有局部骨质破坏，可有坏死但无钙化。

淋巴瘤：位于大脑凸面靠近脑表面的淋巴瘤，需与脑膜瘤鉴别。脑膜瘤可见钙化，淋巴瘤无钙化；磁共振波谱（MRS）丙氨酸峰在1.5 ppm处提示脑膜瘤。

结节病：结节病累及脑膜或室管膜时表现为肉芽肿性脑膜炎，累及脑实质表现为非干酪坏死肉芽肿或脑瘤样单发巨大肿块。若无其他系统结节病时鉴别困难，实验性激素治疗肿块缩小有助于诊断。

特发性肥厚性硬脑膜炎：表现为大脑镰、小脑幕及硬脑膜结节状或线条样增厚，少数病灶相邻脑实质水肿，增强扫描，病灶明显强化。

血管外皮细胞瘤：血管外皮细胞瘤多呈不规则分叶状，钙化罕见，邻近骨质多呈破坏性改变。

第五节　脊柱和脊髓疾患

脊柱和脊髓疾患（Spine and spinal disorders）中临床常见疾病包括室管膜瘤、星形细胞瘤、神经鞘瘤、脊膜瘤等椎管内占位性病变，还包括急性脊髓炎、脊髓梗死及多发性硬化等神经内科疾病。脊柱和脊髓疾患可采用CT及MRI诊断，但是由于椎管体积小，易出现伪迹，所以除骨质疾病外，最佳影像诊断方法为MRI，因为它分辨率高，还可增强对比。脊髓梗死等涉及血管的疾病在必要时进行脊髓血管造影有助于诊断，并可确定责任血管。

（一）室管膜瘤

室管膜瘤是最常见的原发髓内肿瘤，约占成人髓内肿瘤的60%，男性多见。起源于髓内中央管室管膜细胞或终丝等部位的室管膜瘤。最常见部位为下段脊髓、圆锥和终丝。

影像学诊断可见：

CT：脊髓节段性增粗，局部密度不均匀减低，边缘模糊，囊变较常见，钙化少见；病变压迫邻近骨质时，局部椎管可扩张；增强扫描表现为髓内病变呈轻度强化或不强化，囊变区不强化。

MRI：脊髓节段性增粗，局部信号不均匀；常有囊变区和出血信号的髓内病变；平扫T1WI图像病变呈不均匀等低信号，T2WI呈不均匀高信号，囊变区信号接近脑脊液；增强扫描病变呈较为均匀强化的高信号病变；囊变区不强化；椎管可表现为扩张。

（二）星形细胞瘤

星形细胞瘤是常见的原发髓内肿瘤之一，约占成人髓内肿瘤的30%，儿童更常见，约占儿童髓内肿瘤的60%。本病WHO Ⅰ-

Ⅱ的 约占2/3，WHOⅢ-Ⅳ的约占1/3。该细胞瘤起源于星形细胞，常见部位是颈胸段脊髓，病变呈浸润性生长，儿童可累及多个脊髓阶段，病变上下端多呈梭形，可合并脊髓空洞。

（1）影像学诊断

CT：脊髓节段性增粗，局部呈等密度或低密度，边缘模糊，邻近蛛网膜下腔变浅，囊变较常见；增强扫描可见髓内病变呈明显不均匀强化，囊变区不强化。

MRI：脊髓节段性增粗，局部信号不均匀；病变多为实性浸润性生长，边缘模糊，与正常脊髓分界不清，可有囊变、出血。平扫T1WI呈髓内不均匀等低信号，T2WI图像呈不均匀高信号。由于通常存在水肿，病变在T2WI上显示的范围比实际要大；增强扫描后的图像呈不同程度的不均匀强化，低度恶性病变可不强化。囊变在T1WI上呈低信号，在T2WI上呈高信号，出血通常在T2WI上呈高信号。

其他影像检查：脊髓造影中脊髓呈阶段性增粗，血管造影中一般无染色。

（2）影像学鉴别诊断

本病需要与髓内肿瘤（如星形细胞瘤、血管网状细胞瘤），髓外肿瘤（如神经鞘瘤、脊膜瘤、表皮样囊肿、脂肪瘤），肿瘤样病变（海绵状血管瘤和一些髓内病变导致的脱髓鞘改变）等进行鉴别。

本病与室管膜瘤比较，儿童多见，颈胸段多见，由于浸润性生长，S形边缘更模糊，累及范围更大，但两者有时在MRI上不易鉴别。

（三）神经鞘瘤

神经鞘瘤是椎管内最为常见的脊髓外、椎管内肿瘤，约占椎管内肿瘤的29%，起源于神经鞘膜的雪旺氏细胞。大多数神经鞘瘤仅生长于椎管内，少数可经椎间孔呈"哑铃形"跨椎管内外生长，也可仅生长于椎旁，罕见于髓内。病变可能发生在椎管的各个节段，但以颈胸段稍多，孤立结节状，有完整包膜，生长缓慢，脊髓受压，可伴脊髓水肿、软化等。神经鞘瘤内可出现囊变坏死或出血，钙化少见。

（1）影像学诊断

CT：平扫表现为均匀或不均匀等低密度或稍高团块影，边界清楚，增强扫描病灶可有不同程度强化；骨窗像可见局部椎管、椎间孔受压。

MRI：表现为椎管内脊髓外的肿块，与正常脊髓组织分界清晰，周边蛛网膜下腔增宽，常有囊变、出血表现，邻近脊髓受压变形或出现水肿。平扫T1WI上呈不均匀的等或低T1WI信号、等或高T2高信号，有囊变、出血时信号混杂，当表现为等信号时需与脊膜瘤鉴别；增强扫描可见病变呈不均匀明显强化肿块。经椎间孔跨椎管内外生长的肿瘤，表现为特征性的"哑铃形"肿块。

其他影像检查：X线平片中少数可见椎间孔扩大；血管造影中多数阴性，少数可有轻度染色。

（2）影像学鉴别诊断

颈胸段的神经鞘瘤需与脊膜瘤鉴别；腰骶段的神经鞘瘤需与脊膜瘤、黏液乳头状室管膜瘤鉴别，注意局部椎间孔及椎管外是否有占位。

（四）脊膜瘤

脊膜瘤是椎管内常见的椎管内肿瘤之一，约占椎管内肿瘤的25%，起源于蛛网膜细胞，也可起源于蛛网膜与硬脊膜的间质成分，可多发。65%~80%发生在胸段，余多发生在颈段，腰骶段罕见。

（1）影像学诊断

CT：平扫椎管内呈等或稍高密度团块影，边界清，宽基底附于硬脊膜,增强扫描可见病灶多为均匀强化。病变可压迫脊髓,出现变形、移位,甚至水肿、缺血。

MRI:平扫呈椎管内脊髓外可见等皮质信号团块影,宽基底,增强扫描后病灶呈明显较均匀强化,部分病例可见邻近硬脊膜增厚强化,称之为硬膜尾征。邻近脊髓受压,局部蛛网膜下腔可出现阻塞,脊膜瘤特征性的表现是均匀实性明显强化,宽基底,伴有硬膜尾征的,椎管内髓外占位性病变。

其他影像检查:血管造影中可有轻中度染色。

(2)影像学鉴别诊断

需与其他椎管内脊髓外肿瘤鉴别,神经鞘瘤、淋巴瘤、硬膜外转移等。

(五)急性脊髓炎

急性脊髓炎,也称非特异性脊髓炎,又称特发性急性横贯性脊髓炎,是一组病因不明的急性、横贯性损害的炎症性病变,可能与病毒感染后诱发自身免疫功能异常有关。本病多见于青壮年,急性起病,部分病人在发病前1~4周有发热、负重、扭伤等诱因,患者通常表现为双侧感觉、运动异常。

(1)影像学诊断

CT:表现为轻微的脊髓粗细变化,很难判断。

MRI:脊髓中央区域病变,本病可累及脊髓任一节段,胸段最为常见,累及脊髓的长度多在两节脊柱以上;累及范围超过脊髓断面宽度2/3,可累及脊髓灰质、白质及相应区域脊膜和神经根。病灶表现为局灶性、横贯性,可出现多灶融合。早期脊髓表现为轻微增粗,平扫T2WI为高信号,T1WI等低信号,边缘不清晰,晚期可有脊髓萎缩;增强扫描可见病灶有不同程度的强化,晚期强化常见。

其他影像检查:血管造影中一般无染色。

（2）影像学鉴别诊断

首先需要除去继发性急性脊髓炎（ADEM），还需要与多发性硬化、脊髓梗死、髓内肿瘤相鉴别。

（六）脊髓梗死

脊髓梗死是由于脊髓血管病变、血栓形成或栓塞、继发性血管挤压引起脊髓缺血性损伤，发病率较脑血管病低很多。因胸髓供血相对薄弱，本病胸髓最多见。主要的病因为动脉硬化、主动脉疾病、心源性疾病、脊髓退行性疾病、短暂性脊髓缺血发作等，动脉硬化是最常见原因。大部分病例由脊髓前动脉病变引起。本病多为急性起病，部分患者可在数小时或数天之内逐渐起病。临床表现取决于梗死的部位、范围、原因和侧支循环。其中急性发作的神经根痛是一个重要的临床表现。

（1）影像学诊断

CT：不适用于诊断脊髓梗死。

MRI：脊髓梗死好发于胸髓，其次为腰骶髓，颈髓较为少见。大部分脊髓梗死患者MRI上可见脊髓病灶，局部脊髓略增粗，其内见斑片状或条形高T2信号、等T1信号，灰白质均可受累，增强扫描在急性期时可出现轻度斑片状强化。病灶还可出现斑点状高T1信号、低T2信号，提示出血。晚期可出现脊髓萎缩。少部分患者MRI可为阴性结果。如果伴随其他大的脊髓血管畸形，则出现相应的MRI信号异常表现。

其他影像检查：脊髓血管造影可显示受累血管。

（2）影像学鉴别诊断

急性脊髓炎：通常为急性起病。病变通常位于脊髓中央，病灶较长，累及范围广，长轴可达3～4个椎体水平，轴位上病灶大多位于2/3脊髓横断面。

脊髓多发性硬化：脊髓多发性硬化的分布具有多部位、多时相的特点。病灶长轴一般小于两个椎体，信号及形态多样，多数病例伴发脑内病灶。临床症状具有反复发作缓解交替的表现。

脊髓肿瘤：需要与室管膜瘤、星形细胞瘤鉴别，脊髓内会出现占位征象，脊髓增粗，病变为弥散样或结节样明显强化灶，瘤周可见不同程度的水肿，临床进展缓慢。

（七）脊髓多发性硬化

脊髓多发性硬化是一种病因不清的中枢神经系统脱髓鞘疾病，病因不清，可能与免疫、感染、环境、遗传等因素有关。20～40岁女性多见。临床特点是病灶分布广泛，病程中常有缓解复发的神经系统损害症状。我国的多发性硬化多见累及脊髓和视神经。

（1）影像学诊断

CT：不适用于诊断多发性硬化。

MRI：本病病变主要累及颈髓和上胸髓。早期脊髓内病灶可呈单发，晚期可见多发病灶。病灶通常呈斑块样高T2信号、等或低T1信号。病灶多位于脊髓的侧索、后索和后角，灰质及白质可同时受累，病灶可融合，分布于中央管周围。急性期对病灶增强扫描可见斑点状强化，病灶周边可见水肿影。脊髓一般不增粗，急性期水肿明显者可见脊髓增粗。本病呈缓解复发反复发作，复查时病灶大小可能会发生变化。大约10%的病例伴随脊髓萎缩，多发生在颈髓。

其他影像检查：X光片及血管造影不适用于诊断本病。

（2）影像学鉴别诊断

本病需与急性脊髓炎及脊髓星形细胞瘤鉴别。

第六节 发育异常

（一）Arnold-Chiari 畸形

本病又称小脑扁桃体下疝畸形，为小脑先天发育异常，扁桃体延长经枕骨大孔疝入上颈段椎管内，部分延髓和第四脑室同时向下延伸，常伴脊髓空洞、脊髓纵裂、脑积水和颈部畸形。分四个亚型，Chiari I 型为小脑扁桃体下移至 C1-2 水平而脑干、四脑室位置正常，无脑积水，常伴脊髓空洞；Chiari II 型为小脑扁桃体蚓部、延髓和四脑室经枕大孔下疝至椎管内，造成梗阻性脑积水；Chiari III 型为 II 型合并枕部或颈部的脑膜膨出，Chiari IV 型为小脑发育不全，不向下方移位。

(1)影像学诊断

X线：头颅侧位片可见后颅窝较小，III 型可见枕骨或后颈部局限性骨质缺损并软组织密度影向后突出。

CT：枕大孔结构拥挤，矢状位多平面重建图像显示效果较好，可显示下移的颅内结构，常伴脊髓空洞症，呈低密度管状影。骨窗可清晰显示 III 型的骨缺损。

MRI：是最佳成像方法，矢状位可显示后颅窝及颈部椎管内病变。

（2）影像学鉴别诊断

继发性小脑扁桃体异位，严重的慢性分流性脑积水，单纯性枕部脑膨出。

（二）胼胝体发育不良

胼胝体发育不良是较常见的先天性发育异常性疾病之一。患者常表现为一过性癫痫和智力发育不良。胼胝体的形成顺序是自前向后，胼胝体缺如是次常见的胼胝体发育不良表现。

（1）影像学诊断

CT：合并脂肪瘤时可见中线部位的脂肪密度影，有时可见到脂肪高密度影。胼胝体缺如时有第三脑室扩大、上抬，双侧侧脑室间距增大等继发征象。

MRI：以正中矢状位显示为佳。此位置可显示胼胝体全貌。胼胝体部分缺如时，残余胼胝体信号无明显异常，伴脂肪瘤或蛛网膜囊肿时可见病变。

（2）影像学鉴别诊断

由炎症、创伤、梗死等造成的胼胝体破坏。

（三）脑裂畸形

妊娠5～7周神经元移行异常导致的脑室室管膜至脑表面软脑膜的裂隙。裂隙衬以灰质，常见于幕上，可为开放性，也可为闭合性，常伴发局灶性皮层发育不良（多小脑回）、灰质异位、胼胝体发育不良（80%～90%）及巨脑回畸形。按照发病率高低，发病部位依次是额叶（44%）、额顶叶（30%）及枕叶（19%）。

（1）影像学诊断

CT：表现为线样脑脊液密度影伴以相对致密的灰质边缘。裂隙处脑室变形。

MRI：裂隙内信号与脑脊液信号相似，边缘灰质信号与正常灰质信号类似。伴其他畸形时可见相应的表现。

血管造影：可见到伴发的异常引流静脉。

（2）影像学鉴别诊断

积水性无脑畸形，孔洞脑并透明隔缺如。

第七节　创伤性脑损伤

创伤性脑损伤（Traumatic brain injury，TBI）是急诊室和门诊经常遇到的。中、重度TBI均需做影像检查，轻度TBI是否做影像检查存在争议。TBI的影像检查手段包括X光片、CT和MRI检查。

CT是急性TBI首选检查方法，CT具有检查速度快、密度分辨力高、检查费用相对较低等特点，在探查急性脑出血方面较精确，同时，CT在评价额面部骨折上也占有优势。尽管CT优势明显，但也存在一定的局限性，例如创伤12 h之内，有些脑出血不一定表现为高密度，容易漏诊；此外，由于伪影的出现，CT对后颅窝等部位的检查敏感性较低，在弥漫性轴索损伤（difflise axonal injury， DAI）、血管损伤的诊断上CT亦不如MRI敏感。

MRI可以发现CT发现不了的一些血肿和微出血，在病人条件允许的情况下可做MRI检查。对TBI检查的常规序列应为T1WI、T2WI、FLAIR、GRE （或SWI）和DW1，这种序列的组合能敏锐地观察到蛛网膜下腔出血、脑实质的微出血、缺血，建议使用。MRI使用受限是由于TBI病人所佩戴的抢救设备不能入磁体间，此外，TBI病人的躁动常常使得扫描不能成功。

颅骨X线平片在TBI病人的诊断方面作用十分有限，仅用于对颅骨骨折的诊断。

（一）脑挫裂伤

脑挫裂伤（Cerebral contusion）是指头部外伤所致脑表面及浅层灰质的器质性损伤。脑挫裂伤是最常见的原发性脑实质损伤。脑挫裂伤可发生在受暴力部位，亦可发生在对冲部位。脑挫裂伤好发部位为颞叶前下部、外侧裂周皮质和额叶前下部。

（1）影像学诊断

CT：早期可以表现为阴性，或为边界不清的低密度影，或低密度影合并点状高密度出血灶。随诊可见点状出血融合成大血肿，并可出现水肿，亦可出现延迟血肿。慢性期病变呈等密度或低密度，出现脑软化和萎缩。

MRI：急性期可表现多发混杂信号影，出血多表现为T1WI像上的等信号、T2WI像上的低信号，水肿表现为T2WI和FLAIR像上的高信号。这种混杂信号亦随时间推移而变化。至慢性期，脑水肿和占位效应均减轻，出现软化灶和脑萎缩，可见含铁血黄素沉积。

X光平片：可用来观察颅骨骨折，已被CT所替代。

（2）影像学鉴别诊断

在无明确外伤史时，需与脑炎、脑梗死和低级别的胶质瘤进行鉴别。

CT为首选检查手段。在应用CT无法解释病人症状时，可应用MRI检查。

（二）弥漫性轴索损伤

弥漫性轴索损伤是由于头颅受到突然加/减速力、旋转力的作用，引起皮、髓质相对运动而导致相应部位的撕裂及轴索损伤。DAI好发部位在轴索聚集区的不同密度组织结构间，如脑灰白质交界处、胼胝体、脑干上端背外侧、基底节区及小脑等部位。

（1）影像学诊断

CT：约有50%～80%的CT表现为正常，随诊CT扫描可显示脑内水肿。典型的DAI的CT表现是灰白质交界处、胼胝体等特定部位的点状出血。

MRI：T1WI像上DAI病灶常不明显，出血灶的信号表现依出血时间不同而各异。在T2WI像上，出血灶可表现为特定部位的点/斑片状高信号；FLAIR像上表现为高信号病灶。DAI在DWI像上可表现为高信号；GRE和SWI序列像上，DTI的出血灶表现为低信号，此二序列之一应成为检查DAI的特殊检查序列。

X光平片不能提供DAI的直接征象。

（2）影像学鉴别诊断

多灶性的非出血性病变，如老年人的白质疏松和腔隙性梗死脱髓鞘病灶，非出血性转移瘤，以及放射治疗后引起的胼胝体灶性病变。

多灶性的出血性病变，如淀粉样血管病、高血压性微出血、海绵状血管畸形和出血性转移瘤等。

（三）硬膜外血肿

颅脑外伤的病人中发生硬膜外血肿的并不常见，但具有潜在致死性，需快速诊断、合理治疗。多为颅骨骨折损伤脑膜中动脉或硬膜静脉窦所致，90%～95%的硬膜外血肿位于幕上，2/3的硬膜外血肿为动脉性的，1/3的为静脉性的。

（1）影像学诊断

CT：一般不越过颅缝、伴有骨折，位于打击部位或对冲部位，CT骨窗可示颅骨骨折，软组织窗可见受伤部位头皮下血肿或软组织肿胀。急性期血肿表现为颅骨内板下内缘清楚的梭形或"双凸透镜"形高密度，血肿密度多均匀，出现低密度"漩涡征"则提示急性出血。慢性期血块溶解时可呈低密度。占位效应表现为脑组织受压和脑沟裂变浅、移位，灰白质分界线移位，脑疝常见。

MRI：可见梭形或"双凸透镜"形血肿，血肿与脑组织之间的细黑线为移位的硬脑膜。在MRI像上，血肿信号强度因血肿时期不同而有所不同，急性期可表现为T1WI和T2WI像上等信号；亚急性晚期的硬膜外血肿常表现为T1WI和T2WI像高信号，而慢性期血肿表现为T1WI像上低信号，T2WI像上高信号。MRI像对骨折的显示不及CT。

X光：可显示颅骨骨折，并起到提示硬膜外血肿可能的作用。如后颅窝硬膜外血肿95%伴枕骨骨折，骨折线跨越颅板上的血管沟提示硬膜外血肿；但X光片不能显示颅内血肿。

（2）影像学鉴别诊断

硬膜下血肿：呈新月形，可跨越骨缝，但不跨越硬膜间隔，骨折与血肿的关系不如硬膜外血肿密切。从病史上可有减速性头外伤，或没有明确外伤。

一些非外伤性脑外病变，如脑膜瘤、转移瘤、硬膜结核瘤。

（四）硬膜下血肿

硬膜下血肿的最常见原因是颅脑外伤，多于伤后数小时或数日出现症状，部分病人无明显外伤史。血肿可分为急性、亚急性和慢性的。硬膜下血肿发生机制普遍认为系外伤导致静脉窦或窦旁桥静脉破裂，血液进入硬膜下腔。

（1）影像学诊断

CT：典型者表现为颅骨内板与脑组织之间"新月形"高密度影，根据出血时间不同及脑脊液稀释因素，等密度、低密度、高密度及混杂密度的硬膜下血肿亦常见，其中，出现等密度的多发生于伤后 1～3 周。等密度硬膜下血肿的诊断需结合间接征象，即：同侧脑沟回、脑裂变浅或消失、脑皮髓质界面内移。此外，中线移位，脑室受撞变形、移位或闭塞等占位征象亦有利于诊断。增强扫描时血肿包膜及血肿侧脑回血管强化。

MRI：形态表现与 CT 相同。信号的表现随血肿期龄而变化，反映血肿内血红蛋白成分的变化。通常，急性期硬膜下血肿在 T1WI 像上呈等信号、T2WI 呈低信号，亚急性期血肿 T1WI 像呈高信号。T2WI 像呈低信号或高信号，而慢性期则 T1WI 和 T2WI 像上都表现为低信号。

X光：可发现颅骨骨折的存在，而不能显示血肿，硬膜下血肿通常位于骨折的对侧。

（2）影像学鉴别诊断

硬膜外血肿：影像上血肿呈梭形、不跨越颅缝，颅骨骨折与血肿关系密切。临床上病人均有外伤史，有中间清醒期。

（五）外伤性蛛网膜下腔出血（TSAH）

外伤性蛛网膜下腔出血是由于颅脑外伤瞬间脑急速移动，导致相对固定的蛛网膜下腔桥静脉破裂出血流入蛛网膜下腔，好发部位是纵裂池及基底池等中轴蛛网膜下腔，可合并脑内血肿（挫裂伤）或硬膜下血肿。

（1）影像学诊断

CT：外伤性蛛网膜下腔出血（TSAH）表现为高密度，如纵裂池出血表现为纵裂池密度增高、纵裂池半球面模糊及边缘毛糙；脑干周围池出血表现随出血量及分布范围变化而存在差异，少量出血可表现为脚间池点片状高密度影即"脚间窝征"，大量出血时可表现为鞍上池、桥池、环池、四叠体池及大脑大静脉池均呈高密度铸型。小脑幕缘出血表现为小脑幕缘增宽，幕缘区不规则高密度片状影或"V"字影，边缘模糊呈羽毛状，无占位效应。

MRI：急性TSAH一般不能在MRI常规序列上显示，因此在急性期应做FLAIR序列检查，在FLAIR序列上表现为高信号。而在亚急性期和慢性期，血红蛋白逐步氧化成为顺磁性极强的高铁血红蛋白，在T1加权像上呈高信号，则MRI优于CT；尤其是慢性期T2像上出现含铁血黄素沉积形成的低信号影，较具特征性。

血管造影（CTA和DSA）：能够显示和明确创伤性血管断裂的部位与损伤的程度，尤其是在治疗血管闭塞前，常常需要借助于血管造影和有关设备进行血管病变和假性动脉瘤的诊断与治疗。

（2）影像学鉴别诊断

需要与硬膜下血肿、正常大脑镰和正常小脑幕相鉴别。

（3）推荐影像学检查

CT易于诊断急性期的TSAH，且可观察有无骨折，MRI 亚急性或慢性期蛛网膜下腔出血MRI的诊断效果优于CT。

（六）脑疝形成综合征（TSAH）

脑疝是指脑组织从正常腔室向其他区域异常移位。常见的脑疝有大脑镰下疝、小脑幕切迹疝、枕骨大孔疝等。脑创伤是脑疝的常见原因。在出现临床症状前，脑疝的影像征象即可有所表现，此时需密切结合临床，提示脑疝倾向。

影像学诊断

大脑镰下疝：CT和MRI轴位像上可见中线结构向对侧移位，脑室跨越中线、向对侧移位，并可见部分脑实质疝入对侧，第三脑室等中线结构受压变窄、闭塞、移位。在MRI冠状位上，还可见胼胝体受压向下移位。

小脑幕切迹疝：CT和MRI轴位像特征表现为基底池（鞍上池、环池、脚间池），第三脑室，环池变形、闭塞，脑干受压、变形、密度减低，甚至沿纵轴上下移位。MRI脑组织和脑干通过小脑幕孔延伸至幕下为最直接的征象。

枕骨大孔疝：CT和MRI像显示枕大孔拥挤。MRI的矢状位像可直接观察小脑扁桃体及延髓，颈髓的形态、位置及相应关系，冠状位也能清晰显示疝。

（王天红）

第六章　神经系统药物的临床应用

第一节　解热镇痛药物

阿司匹林

【别名】乙酰水杨酸。

【药理作用】本品为水杨酸的衍生物，通过抑制外周和下丘脑前列腺素和缓解肽的合成，发挥解热、镇痛和抗风湿作用。

【用途】用于发热、头痛、神经痛、肌肉痛、风湿热，治疗急性风湿性关节炎和类风湿关节炎。预防心脑血管疾病和动脉粥样硬化。

【不良反应】长期大剂量用药可出现以下副作用：（1）胃肠道反应：恶心、呕吐、上腹不适，长期服用可导致不同程度的胃黏膜损伤，糜烂性胃炎、胃溃疡和出血；（2）支气管痉挛性过敏反应：表现为呼吸急促、胸闷、哮喘发作；（3）皮肤过敏反应：表现为皮疹、荨麻疹、皮肤瘙痒；（4）对血液系统影响：每日使用 3 g 以上，能抑制血小板粘连，使凝血因子不易释放出来，延长出血时间。

【注意事项】（1）肝肾功能减退者、妊娠和哺乳妇女慎用；（2）血友病、血小板减少症、对本品过敏者、胃及十二指肠溃疡患者禁用；（3）儿童患急性发热性疾病，特别是流感或水痘病毒感染时，使用本品可能发生脑病合并内脏脂肪变性（Reye）综合征，应避免使用；（4）不宜与布洛芬等非甾体消炎药合用，可明显降低该药物的血药浓度；（5）不宜与糖皮质激素合用，可加重胃及十二指肠溃疡和出血；（6）年老体弱患者或体温40℃以上者不宜大剂量使用，以免大量出汗导致虚脱和水电解质紊乱；（7）过量使用或大量误服可发生水杨酸反应，出现头痛、头晕、耳鸣、视力减退、大量出汗、脱水等，严重者发生高热、谵妄、血尿、抽搐甚至昏迷。

【用法及用量】（1）解热或镇痛：成人每次0.3～0.6 g，每日3～4次口服；（2）小儿每次按体重5～10 mg/kg服用，需要时常与镇静剂苯巴比妥或抗组胺药组成复方制剂；（3）抗风湿：成人每日3～5 g，分4次口服。

【制剂及规格】片剂25 mg、50 mg、0.1 g、0.2 g、0.3 g、0.5 g，肠溶片0.3 g、0.5 g。

对乙酰氨基酚

【别名】扑热息痛、泰诺林。

【药理作用】本品通过抑制中枢或外周的前列腺素合成发挥解热和镇痛作用，解热作用与阿司匹林类似，镇痛作用较弱，对血小板和凝血机制无影响。

【用途】用于上呼吸道感染发热、神经痛、偏头痛、癌症止痛、外科术后止痛等。可用于对阿司匹林过敏或不宜服用阿司匹林的患者。

【不良反应】恶心、呕吐、出汗、腹痛、皮疹等。

【注意事项】肝肾功能不全者慎用。本品可通过胎盘，妊娠妇女慎用或禁用。新生儿及3岁以下儿童因肝肾功能发育不全，应避免使用本品。长期大剂量服用可发生血小板减少症和肝肾功能损害。过量服用或大量误服可在12～48 h后出现急性肝功能损害和肾衰竭，严重者可因肝昏迷死亡。

【用法及用量】成人每次0.5～1.0 g，4～6 h口服1次；儿童3岁以上可以服用，每次160 mg，4～5岁每次240 mg，6～8岁每次320 mg，9～10岁每次400 mg，11岁每次480 mg，每日3～4次口服。

【制剂及规格】片剂0.3 g、0.5 g，胶囊剂0.3 g。

第二节　抗炎镇痛药物

双氯芬酸

【别名】双氯灭痛、扶他林。

【药理作用】本品为新型强效的消炎镇痛药物，通过抑制前列腺素合成发挥作用，其镇痛、消炎和退热作用比阿司匹林强26～50倍，比吲哚美辛强2～2.5倍。口服吸收迅速，具有肝脏首过效应，1～4 h血药浓度达峰值，血浆蛋白结合率99%，半衰期1～2 h。代谢产物主要在尿中排泄，部分从胆汁排出。

【用途】主要用于减轻炎症疼痛，可用于类风湿性关节炎、急性痛风、强直性脊柱炎、外科手术后止痛和癌症止痛。

【不良反应】发生率6%～7%，主要有皮疹、水肿、瘙痒、头痛、疲倦、上腹不适等，严重者可发生黄疸和出血倾向。

【注意事项】妊娠3个月内妇女禁用；肝肾功能不全、溃疡病患者慎用。

【用法及用量】成人剂量每日75～150 mg，分次口服；肛门栓剂1次50～100 mg纳肛；肌内注射1次75 mg，必要时可重复1次。

【制剂及规格】片剂和肠溶片剂25 mg、50 mg，栓剂50 mg，注射剂75 mg。

吲哚美辛

【别名】消炎痛。

【药理作用】本品通过抑制前列腺素合成，阻止炎症组织内痛觉神经冲动的形成，抑制溶酶体酶的释放和白细胞的活动等，起到消炎和镇痛作用。

【用途】风湿性关节炎、类风湿性关节炎、强直性脊柱炎、急性肌肉骨骼疾患；治疗淋巴瘤、霍奇金病和恶性肿瘤的发热，轻、中度的疼痛（头痛、偏头痛、关节疼痛、痛经），胆绞痛，肾绞痛。

【不良反应】腹痛、腹泻、恶心、呕吐、消化性溃疡、出血或穿孔，对本品过敏者出现皮疹或哮喘，20%~30%的患者出现头痛和眩晕，个别患者可出现黄疸和转氨酶增高、粒细胞减少、再生障碍性贫血。

【注意事项】癫痫、消化道溃疡、帕金森病、精神疾病、肾功能不全患者、妊娠妇女禁用。

【用法及用量】成人开始剂量每次25 mg，每日2~3次饭后即服，如果没有出现不良反应，可逐渐增加至每日100~150 mg，分3~4次口服。栓剂每次50 mg，每日1~2次直肠给药。

【制剂及规格】肠溶片剂和胶囊剂25 mg，栓剂25 mg、55 mg，乳膏剂100 mg。

布洛芬

【别名】芬必得、芬尼康。

【药理作用】本品通过抑制前列腺素合成发挥镇痛和消炎作用，减少溶酶体释放，可抑制白细胞活动，使组织局部痛觉冲动减少，痛觉的敏感性降低。其抗炎、镇痛和解热作用强于阿司匹林、保泰松和对乙酰氨基酚。

【用途】用于风湿和类风湿性关节炎、强直性脊柱炎和其他骨骼肌肉疾患、偏头痛、痛经及外科手术后止痛。

【不良反应】肝肾功能异常、皮疹、瘙痒、上腹不适、消化道溃疡或出血。

【注意事项】胃及十二指肠溃疡患者慎用。偶有白细胞减少、血小板减少性紫癜、肾病综合征。

【用法及用量】止痛：成人每次0.2～0.4 g，饭后口服，每4～6 h 1次；抗风湿：成人每次0.4～0.8 g，每日3～4次于进餐同时或饭后口服。

【制剂及规格】片剂0.1 g、0.2 g，缓释胶囊0.3 g。

萘普生

【别名】消痛灵。

【药理作用】本品为前列腺素合成酶抑制剂，具有抗炎、解热和镇痛作用。

【用途】用于风湿和类风湿性关节炎、强直性脊柱炎、骨关节炎、痛风、痛经。

【不良反应】恶心、呕吐、便秘、消化道出血、头晕、耳鸣、嗜睡、出血时间延长等。

【注意事项】与水杨酸类药物有交叉过敏反应，对本品和水杨酸类药物过敏者禁用。消化道溃疡或出血患者禁用。

【用法及用量】口服每次0.2～0.3 g，每日2～3次。栓剂直肠给药每次0.25 g，每日2次。肌内注射每次0.1 g，每日1次。

【制剂及规格】片剂0.1 g、0.125 g、0.25 g，胶囊剂0.125 g、0.2 g、0.25 g，栓剂0.25 g，注射剂2 ml：0.1 g、2 ml：0.2 g。

塞来昔布

【别名】西乐葆。

【药理作用】本品为选择性的环氧化酶-2（COX-2）抑制剂，通过阻断花生四烯酸合成前列腺素而发挥抗炎和镇痛作用。

【用途】治疗急、慢性骨关节炎及类风湿性骨关节炎。

【不良反应】上腹不适、腹泻或消化不良，偶见肝、肾功能损害。

【注意事项】曾对本品过敏者及对阿司匹林和其他非甾体类抗炎药物过敏者禁用。18岁以下儿童、妊娠及哺乳期妇女禁用。本品也可抑制CYP2D6活性，不宜与β-受体阻断剂、抗精神病药物、抗抑郁药物、抗真菌药氟康唑和他汀类降脂药物合用。

【用法及用量】成人剂量每次100 mg，每日2次口服。

【制剂及规格】胶囊100 mg。

第三节　镇静催眠类

苯巴比妥

【别名】鲁米钠。

【药理作用】本品为长效巴比妥类药物，作用机制为延长突触后膜氯离子通道开放的时间，增强由GABA$_A$受体调控的氯离子的流入，降低神经元兴奋性。根据使用剂量的不断增加依次产生镇静、催眠、抗惊厥和麻醉的作用。

【用途】紧张和焦虑不安所致的顽固性失眠。甲状腺功能亢进、高血压和其他躯体疾病伴随的烦躁不安和躁动。癫痫持续状态的急救治疗。新生儿抽搐和高热惊厥。麻醉前给药。

【不良反应】困倦、嗜睡，长期服用可导致肝功异常，个别患者可出现皮疹、药物性剥脱性皮炎、粒细胞减少，突然停药可出现戒断作用。

【注意事项】呼吸功能不全、肝功能障碍和急性颅脑损伤呼吸中枢受抑制的患者慎用。严重肝功能不全者禁用。

【用法及用量】镇静：每次15～30 mg，每日1～2次口服；催眠：每次30～90 mg，睡前服用；抗癫痫：1岁以内儿童4～11 mg/kg，1～3岁3～7 mg/kg，3～6岁2～5 mg/kg，成人2～4 mg/kg。

【制剂及规格】片剂30 mg，注射剂1 ml：100 mg，粉针剂100 mg。

地西泮

【别名】安定。

【药理作用】本品为脂溶性较高的苯二氮䓬类药物，通过增强中枢抑制性氨基酸递质GABA能神经元的活动，产生镇静、催眠和抗焦虑的药理作用。本品静脉注射后可迅速分布到全身的脂肪组织，并可透过血-脑脊液屏障，但一次注射的有效浓度仅维持20～30 min。蛋白结合率90%以上，半衰期24～48 h。

【用途】焦虑所致的入睡困难、高热、破伤风、子痫和药物中毒所致的惊厥和癫痫持续状态。

【不良反应】嗜睡、疲倦、低血压、心动过缓、头晕等。长期服用可产生依赖性。静脉注射速度过快可导致呼吸骤停。

【注意事项】妊娠及哺乳期妇女、新生儿禁用。肝肾功能障碍、慢性阻塞性肺部疾病合并急性感染者慎用。青光眼和重症肌无力患者慎用。乙醇可增加本品的毒性。老年患者剂量应减半。

【用法及用量】镇静：每次2.5～5 mg，每日2～3次口服；催眠：每次5～10 mg，睡前服用；抗惊厥：静脉注射每次10～20 mg，以2 mg/min的速度静推。

【制剂及规格】片剂2.5 mg、5 mg，注射剂2 ml：10 mg。

劳拉西泮

【别名】罗拉。

【药理作用】本品为抗焦虑和镇静催眠药物，其中抗焦虑作用较地西泮强。

【用途】焦虑症、睡眠障碍、癫痫持续状态。

【不良反应】嗜睡、幻觉、呕吐、震颤，长期服用可产生明显的生理和心理依赖性，突然停药偶可发生惊厥。

【注意事项】妊娠及哺乳期妇女慎用。肝肾功能障碍者慎用。

【用法及用量】抗焦虑：每次0.5～1 mg，每日3次口服；治疗失眠：2～4 mg每晚睡前口服；治疗癫痫持续状态：静脉注射每次1～4 mg，15 min之内可以控制发作。

【制剂及规格】片剂0.5 mg、1 mg、2 mg，注射剂2 mg、4 mg。

氯硝西泮

【别名】氯硝安定。

【药理作用】本品具有较强的镇静和抗癫痫作用，抗惊厥作用比地西泮强5倍。口服后30～60 min发挥作用，1～2 h血药浓度达峰值，作用可持续6～8 h，半衰期22～38 h。

【用途】失神发作、复杂部分性发作、肌阵挛发作、癫痫综合征、癫痫持续状态及重度焦虑所致睡眠障碍。

【不良反应】嗜睡、共济失调、头晕、言语不清等症状，长期服用可产生耐受性，突然停药可导致癫痫持续状态。

【注意事项】心肺功能障碍者慎用。与苯巴比妥类药物合用可加重嗜睡。

【用法及用量】口服开始剂量每次0.25 mg，1日3～4次，每

2～3天后增加0.5～1 mg，直至成人有效剂量1日4～8 mg，最大剂量可达1日12 mg。治疗癫痫持续状态每次1～4 mg缓慢静脉注射。

【制剂及规格】片剂0.5 mg、1 mg、2 mg，注射剂1 ml：1 mg、2 ml：2 mg。

艾司唑仑

【别名】舒乐安定。

【药理作用】本品为苯二氮䓬类的新型抗焦虑药，具有较强的镇静、催眠、抗焦虑和抗惊厥作用，有较弱的中枢性肌松作用和抗胆碱作用。对各型癫痫均有不同程度的抑制作用。

【用途】焦虑、失眠，术前用药。

【不良反应】疲乏、无力、嗜睡等，清醒后1～2 h可自行消失；长期大量应用可致依赖性。

【注意事项】孕妇及哺乳期妇女、重症肌无力患者禁用。老年人及体弱者，应视病情适当减少剂量。肺源性心脏病、肺气肿、高血压患者、肝肾功能不全患者慎用。用药期间不可饮酒，不宜驾车及高空作业等。

【用法及用量】镇静：每次1～2 mg，每日3次口服。催眠：每次2～4 mg，睡前顿服。抗癫痫：每次2～4 mg，1日3次口服。麻醉前给药手术前1 h服2～4 mg。

【制剂及规格】片剂1 mg、2 mg，注射剂2 mg。

阿普唑仑

【别名】佳静安定。

【药理作用】本品具有镇静、催眠、抗焦虑、抗惊厥和抗抑郁及肌肉松弛作用。其中抗焦虑作用比地西泮强10倍。

【用途】失眠、焦虑症、抑郁症。

【不良反应】倦乏、头晕、口干、恶心、便秘、视力模糊、精神不集中等，长期服用停药后可产生戒断症状，有生理和心理依赖性。

【注意事项】对苯二氮䓬类药物过敏者、青光眼患者、妊娠及哺乳期妇女禁用。18岁以下儿童应慎用。服用本品者不得驾驶车辆或操作机器。不可突然停药或过快减量，以免造成疾病反跳或出现戒断症状。

【用法及用量】镇静：每次 0.25 mg，每日 3 次口服；催眠：每次 0.4～0.8 mg，睡前顿服；抗焦虑：每次 0.4～0.8 mg，每日 0.8～1.6 mg 分次口服，最大剂量 1 日 4 mg。抗抑郁：开始从小剂量用起，每日 2～4 mg，分次口服。

【制剂及规格】片剂 0.25 mg、0.4 mg、0.5 mg、1 mg。

三唑仑

【别名】海乐神。

【药理作用】有显著的镇静、催眠作用，作用机制与地西泮相似，但镇静作用比地西泮强 10 倍，催眠作用强 45 倍，肌松作用强 30 倍。本品起效快，口服后 15～30 min 发挥作用，血浆蛋白结合率约 90%，经肝代谢，由肾排泄，半衰期约 2.7 h。

【用途】镇静、催眠。

【不良反应】可见嗜睡、乏力、共济失调、头晕等，严重程度与剂量有关，部分患者可有头痛、味觉障碍及情绪低落，偶有瘙痒、皮疹、视物模糊、呃逆、心悸、上腹部不适、眼睛烧灼感等。

【注意事项】对本品过敏者、急性闭角型青光眼、重症肌无力患者、肝肾疾病患者禁用。妊娠和哺乳期妇女及儿童慎用。呼吸功能不全、急性脑血管病、抑郁症患者慎用。长期服用可导致依赖性。

【用法及用量】催眠：每次 0.25～0.5 mg，睡前口服，年老体弱者剂量减半。

【制剂及规格】片剂0.25 mg。

咪达唑仑

【别名】速眠安。

【药理作用】本品具有抗焦虑、镇静、催眠、抗惊厥及肌肉松弛作用。本品作用特点是起效快而持续时间短。服药后可缩短入睡时间，延长总睡眠时间。血浆浓度可分为两个时相，分布时相半衰期为10 min，消除时相半衰期为1.5～2.5 h，长期服用无蓄积作用。

【用途】各种原因所致的失眠、术前或特殊检查时诱导睡眠。

【不良反应】极少数患者可出现呼吸功能短时间的影响，多因剂量过高或静注过快所致。个别患者在服药后短时间之内可出现睡行症或极度深睡。

【注意事项】妊娠3个月内的孕妇、对苯二氮䓬类药物过敏者、重症肌无力患者禁用。呼吸功能不全和颅脑损伤患者慎用。老年人或循环系统疾病患者慎用。

【用法及用量】口服催眠：成人每次15 mg睡前顿服；术前用药：成人每次0.10～0.15 mg/kg，儿童每次0.15～0.2 mg/kg，于术前20～30 min肌内注射，可单用也可与镇痛药合用。

【制剂及规格】片剂15 mg，注射剂1 ml：5 mg、3 ml：15 mg。

佐匹克隆

【别名】忆梦返。

【药理作用】本品为作用在苯二氮䓬受体亚基的新一代镇静催眠药物，具有镇静、催眠和肌肉松弛作用，其中催眠作用迅速，并可延长睡眠时间，减少夜睡觉醒和早醒次数，清醒后无宿醉反应。

【用途】各种类型的短期失眠。

【不良反应】嗜睡、头昏、口干、肌无力、易怒、精神错乱。

【注意事项】对本品过敏者、呼吸功能不全者禁用。妊娠和哺乳期妇女、儿童慎用，15岁以下儿童不宜使用。

【用法及用量】口服7.5 mg，睡前服用。老年人开始服3.75 mg，必要时加量至7.5 mg。

【制剂及规格】片剂7.5 mg。

唑吡坦

【别名】思诺思。

【药理作用】本品为咪唑吡啶类安眠药，可明显缩短入睡时间，减少夜间清醒次数，延长第Ⅲ和第Ⅳ期睡眠时间，改善睡眠质量。

【用途】入睡困难，各种类型的失眠。

【不良反应】疲倦、嗜睡、头晕、恶心、呕吐、烦躁。

【注意事项】妊娠和哺乳期妇女、15岁以下儿童禁用。重症肌无力、肝功能不全、呼吸功能不全患者慎用。65岁以上老年人常规剂量减半。

【用法及用量】睡前服用5～10 mg。

【制剂及规格】片剂10 mg。

第四节　改善脑功能和代谢药物

二氢麦角碱

【别名】喜德镇、安得静、海得静。

【药理作用】本品为α-受体阻断剂，可直接作用于中枢神经系统的多巴胺和5-羟色胺受体，具有阻断α-受体、缓解血管痉挛、增强突触前神经末梢释放递质与突触后受体的刺激作用，改善神经传递功能。本品还能增加脑血流量和脑对氧的利用，可降低血管阻力，缩短脑血流循环时间。本品尚可以抑制ATP酶和腺苷酸环化酶的活性，减少ATP的分解，因而改善脑细胞的能量平衡，转移对葡萄糖的利用，使无氧代谢变成有氧代谢。

【用途】可用于老年退化性脑循环障碍，老年性痴呆，脑动脉硬化症及脑中风后遗症等引起的头晕、头痛、注意力不集中、记忆力减退、抑郁、倦怠等症状，也可用于急性脑血管病。

【不良反应】服药后可出现短暂性恶心、呕吐、面部潮红、眩晕、鼻塞、皮疹等症，严重时可出现直立性低血压及心率增快。

【注意事项】避免合并使用吩噻嗪类药和降压药物。低血压、心肌梗死或心脏器质性损害、肾功能障碍、孕妇及对本品有过敏史者禁用。急、慢性精神病患者禁用。

【用法及用量】成人口服每次1～2 mg，每日3次，饭前服用，一般3～4周疗效较显著，疗程通常3个月。静脉滴注0.6～0.9 mg溶入生理盐水或5%葡萄糖注射液500 ml中缓慢滴注，可连续使用10～15天。

【制剂及规格】片剂1 mg、1.5 mg，注射剂1 ml：0.3 mg。

艾地苯醌

【药理作用】本品能改善脑缺血的能量代谢，改善脑内葡萄糖利用率，激活脑线粒体呼吸活性，使脑内ATP增加，抑制脑线粒体生成过氧化脂质，抑制脑线粒体膜脂质过氧化作用所致的膜障碍。能改善由脑血管功能障碍而引起的自发运动功能低下和异常兴奋。

【用途】可用于改善脑梗死后遗症、脑动脉硬化等伴随的情绪低落、情感障碍、语言障碍等症状。

【不良反应】过敏性症状偶见皮疹，发生时应停药。精神神经系统偶见多动、痉挛、眩晕、兴奋。消化系统可出现胃痛、恶心、腹泻、食欲不振等症状。少部分患者可出现转氨酶、碱性磷酸酶升高。有时可出现尿素氮升高，血红细胞或白细胞减少，总胆固醇、甘油三酯升高。

【注意事项】孕妇和哺乳期妇女慎用。

【用法及用量】成人口服每次30 mg，1日3次，饭后服。可根据年龄及症状适当增减。

【制剂及规格】片剂30 mg。

长春西汀

【别名】康维脑。

【药理作用】本品为新型的脑循环代谢改善剂，主要成分为阿普长春胺酸乙酯，可选择性增加脑血流量，提高血液流动性，改善微循环和脑代谢，增加红细胞变形能力，降低血黏度和抑制血小板聚集。

【用途】脑梗死与脑出血后遗症、脑动脉进行性硬化所致的各种症状，眼视网膜和脉络膜血管硬化所致的症状等。

【不良反应】有时可出现皮疹、荨麻疹、皮肤瘙痒等过敏症状，此时应停药。消化系统有时可出现腹痛、腹泻、食欲不振等症状。神经系统可出现头痛、眩晕、困倦感。循环系统有时出现颜面潮红、头昏等症状。血液系统偶见白细胞减少。肝脏有时可出现 SGPT、SGOT、rGT 升高。

【注意事项】颅内有活动性出血者、孕妇、哺乳期妇女禁用。

【用法及用量】口服每次5～10 mg，1日3次。维持剂量为每次5 mg，1日3次。静脉滴注每次10 mg，溶入生理盐水250 ml滴注。

【制剂及规格】片剂5 mg，注射剂2 ml：10 mg。

脑蛋白水解物

【别名】脑活素。

【药理作用】脑活素是不含蛋白质的特异性氨基酸混合物，内含有游离氨基酸及相对分子质量在10 000以下的低分子肽。本品可透过血-脑脊液屏障，直接进入脑细胞中，作用于蛋白质合成，并影响其呼吸链。本品含有神经递质、肽类激素及辅酶的前体物，可激活腺苷酸环化酶及催化其他激素系统。具有抗缺氧的保护功能，能改善和纠正葡萄糖转运和氨基酸代谢过程中的紊乱。

【用途】轻度婴幼儿脑发育不全。脑外伤后各种临床症状，如记忆力下降、头痛、头晕、失眠等。多种原因引起的记忆力障碍和注意力不集中。脑血管功能失代偿所致的症状。继发于中风、颅脑手术、严重颅内感染的功能紊乱。各种原因引起的脑功能衰退。

【不良反应】注射过快会引起轻度发热感，多与患者体质反应有关。

【注意事项】肾功能严重障碍者、过敏体质者、妊娠3个月以内的孕妇禁用。

【用法及用量】本品使用时间及剂量依患者的年龄、体重及病情而定。静脉滴注10～30 ml，溶于生理盐水250 ml缓慢滴注，每日1次。可连续使用1～2周。

【制剂及规格】注射剂2 ml、5 ml、10 ml。

吡拉西坦

【别名】脑复康。

【药理作用】本品是γ-氨基丁酸的衍生物，能促进大脑皮层细胞的代谢，激活体内腺苷酸的活性，提高大脑的ATP/ADP比值，有助于大脑蛋白质的合成，使大脑对氨基酸和磷脂的吸收维持在最佳比值，能加强脑组织对葡萄糖的利用和能量的储存，降低脑血管阻力而增加脑血流量。

【用途】能改善轻中度老年痴呆者的认知功能。可用于脑动脉硬化、脑血管意外、脑外伤、药物中毒或一氧化碳中毒后的记忆力减退和思维障碍。有助于提高低能儿童的智力。

【不良反应】偶有胃肠不适症状，如恶心、呕吐、食欲不振等，停药后可自行消失。中枢神经系统不良反应包括兴奋、激动、头痛和失眠，症状较轻微，停药后可消失。偶见皮疹、荨麻疹。

【注意事项】无明显毒副作用。

【用法及用量】成人每次口服 0.8～1.6 g，1 日 3 次，6 周为一个疗程，症状好转后改为每次 0.4～0.8 g，每日 3 次。静脉注射或静脉滴注，每日 8 g，静滴时可用 10%葡萄糖 500 ml 稀释。

【制剂及规格】片剂 0.4 g，注射剂 10 ml：2 g。

茴拉西坦

【别名】三乐喜、顺坦。

【药理作用】本品能选择性作用于中枢神经系统。能对抗缺氧引起的记忆减退，改善某些原因引起的记忆障碍。

【用途】可改善脑功能。用于中老年人记忆力减退。脑血管病后记忆力减退。

【不良反应】偶有口干、嗜睡，停药后可消失。少数患者服用后出现兴奋、激动、头痛和失眠。长期服用本品可出现轻度白细胞、血小板和血红蛋白改变。

【用法及用量】成人通常口服 0.2 g，1 日 3 次，疗程 1～2 个月或遵医嘱。

【制剂及规格】胶囊剂 0.1 g。

胞磷胆碱

【别名】尼可灵、胞胆碱、胞二磷胆碱。

【药理作用】本品为核苷衍生物，能促进大脑的新陈代谢，增加脑血流量，改善血液循环，有助于脑功能恢复。促进意识障碍患者的苏醒，改善锥体系统的作用，改善运动麻痹的症状。

【不良反应】偶见皮疹，有时出现失眠、头痛、恶心，食欲不振、一过性复视、暂时性血压下降、兴奋等。

【注意事项】静脉注射速度宜慢。若患者有脑水肿，应同时使用降颅压药物，颅内出血急性期不宜大剂量使用。严重颅内出血并出现进展性意识障碍者，应同时使用止血剂和降颅压剂。

【用法及用量】肌内或静脉注射每次100～500 mg，1日1～2次，10～14天为一疗程，疗程中应间隔10～14天。

【制剂及规格】注射剂2 ml：0.2 g、2 ml：0.25 g。

银杏叶提取物

【别名】金纳多、天保宁、银可络。

【药理作用】本品为银杏叶提取物，促进心、脑组织代谢，对神经细胞有保护作用，能改善微循环。本品对血小板活化因子有拮抗作用，可防止血小板聚集，改善血液流变学，还能清除氧自由基的生成和抑制细胞膜脂质过氧化。

【用途】可用于脑和周围循环障碍的患者，如急慢性脑功能障碍、中风、痴呆症及其后遗症，可改善耳、眼部循环障碍的临床症状，如耳鸣、眩晕、突发性耳聋、糖尿病性视网膜病变、老年性黄斑、慢性青光眼等。

【不良反应】有轻微的胃肠不适，皮肤过敏等反应，大部分不经处理可自行消失。

【注意事项】对银杏叶制剂过敏者、孕妇及心力衰竭者慎用，本品不得与小牛血清等生物制品合用。

【用法及用量】口服片剂每次1～2片，1日3次。滴剂每次0.5～1.0 ml。静脉注射每天1～2支，溶于250 ml液体中静滴。

【制剂及规格】片剂40 mg，口服液1 ml：40 mg，注射剂5 ml：17.5mg。

单唾液酸四己糖神经节苷脂

【别名】申捷、施捷因。

【药理作用】本品对神经组织有较大的亲和性，能通过血-脑脊液屏障，与神经细胞膜结合，促进神经修复作用，能维持细胞膜上 Na^+、K^+-ATP酶和 Ca^{2+}、Mg^{2+}-ATP酶的活性，减轻脑水肿，能促进轴突生长及突触生成，提高神经细胞的存活率，改善神经传导速度。

【用途】可用于脑脊髓创伤、脑血管意外和帕金森病。

【不良反应】少数患者用药后出现皮疹样反应，应停止使用，罕见格林巴利综合征。

【注意事项】对本品过敏者、神经节苷脂累积病和肝肾功能严重障碍者禁用，

【用法及用量】每日20～40 mg，一次或分次肌注或缓慢静脉滴注。急性期开始剂量可为每日100 mg，2～3周后改为维持量20～40 mg。

【制剂及规格】注射剂2 ml：20 mg、5 ml：100 mg。

脑苷肌肽

【别名】凯洛欣。

【药理作用】本品为复方制剂，其组成为多肽和多种神经节苷脂。多肽氨基酸广泛参与各种生化过程，包括各种物质的合成、物质的转运、信息物质的生成与传递，同时为所有的生命活

动提供能量，尤其对于脑组织更为重要。神经节苷脂具有感知、传递细胞内外信息的功能，作为某些神经递质、激素、病毒和干扰素的受体，具有参与神经组织的分化、再生、修复，与神经冲动的传导、细胞间的识别作用。它能加速损伤的神经组织的再生修复，促进神经支配功能恢复，减低兴奋性氨基酸的释放，从而减轻细胞毒性和血管水肿。

【用途】能促进心脑组织的新陈代谢，参与脑组织神经元的生长、分化和再生过程，改善脑血液和脑代谢功能，用于治疗心脏和脑部疾病引起的功能障碍。

【不良反应】个别患者使用后3～4 h出现发冷、体温略有升高、头晕、烦躁，调慢滴速或停药后症状消失。

【注意事项】曾对本品过敏者、遗传性糖脂代谢异常患者禁用。肾功能不全者慎用。孕妇慎用。

【用法及用量】肌内注射一次2～4 ml，一日2次或遵医嘱。静脉点滴一次10～30 ml，加入250～500 ml生理盐水或5%葡萄糖注射液中缓慢滴注，一日1次，2周为一个疗程。

【制剂及规格】注射剂2 ml。

依达拉奉

【别名】易达生、必存。

【药理作用】本品为自由基清除剂，能抑制细胞膜的脂质过氧化和防止脑血管内皮细胞受损；在脑梗死急性期，能抑制脑水肿、脑梗死，改善神经症状；抑制迟发性神经细胞坏死，防止脑血管病的恶化。

【用途】治疗脑梗死，用于改善脑梗死急性期的症状和体征。

【不良反应】主要为肝功能损伤、皮疹、谷草转氨酶（AST）和谷丙转氨酶（ALT）升高。

【注意事项】重症肝、肾功能障碍者禁用，对依达拉奉过敏或有过敏史者禁用，孕妇及哺乳期妇女慎用。使用时只能用生理盐水稀释后静脉点滴，请勿与含糖液体混合，否则会降低药品浓度。

【用法及用量】静脉滴注一次30 ml，临用时用适量生理盐水稀释，一日2次，每次点滴不超过30 min。

【制剂及规格】注射剂20 ml：30 mg。

三磷酸胞苷二钠

【别名】欣诺尔、立生。

【药理作用】本品为辅酶类药，是核苷酸衍生物，在机体内参与磷脂类及核酸的合成和代谢。能提高神经细胞生物膜结构的稳定性和重建能力，支持神经细胞的存活，延缓神经细胞衰老死亡，提高神经细胞损伤能力，增强神经细胞的活性，促进神经突起缺血后的继发死亡。能够穿过血-脑脊液屏障，是脑磷脂合成与核酸代谢中间产物的能量来源。对于血管硬化引起的心肌和脑组织损伤有营养再生和修复作用。同时，三磷酸胞苷二钠还可稳定肝细胞膜，促进肝细胞损伤的修复。

【用途】脑震荡及其后遗症、颅脑手术后功能障碍；心脑血管硬化性疾病及其他原因引起的中枢和外周神经损伤或功能障碍。

【不良反应】偶有发热、皮疹，停药后症状消失。极少数患者出现一过性轻度谷丙转氨酶升高，停药后恢复正常。

【注意事项】严重肝、肾功能不全者禁用；孕妇禁用；严禁静脉推注；静脉滴注时，滴速不可过快，否则会引起兴奋，呼吸加快；癫痫患者慎用；急性期使用，疗效更佳；哺乳期妇女慎用。

【用法及用量】肌内注射一次20~40 mg。静脉滴注40~160 mg置于生理盐水或5%葡萄糖溶液250 ml中缓慢滴注。

【制剂及规格】注射剂2 ml：20 mg、2 ml：40 mg。

第五节　抗精神病药物

氯丙嗪

【药理作用】

1. 中枢神经系统作用

（1）镇静作用：可引起感觉阈的轻度增高，但不引起皮层明显抑制。服药后患者嗜睡，自发活动减少，但对各种刺激仍有反应。

（2）镇吐作用：可对抗阿扑吗啡的致吐作用，也可拮抗呃逆。

（3）降低体温作用：通过抑制下丘脑体温调节中枢，达到降低体温的作用。临床上可用作人工冬眠的基础药，与物理降温同时应用，效果显著。

（4）锥体外系作用：主要为这类药物拮抗黑质-纹状体系统的多巴胺受体所造成，这种作用的强弱与药物种类、剂量和个体敏感性有关。

2. 内分泌和代谢作用

吩噻嗪类药物拮抗下丘脑多巴胺系统，使多巴胺（DA）减少，而DA是催乳素释放激素的抑制剂，所以服用吩噻嗪类药物后，催乳素水平会升高，导致溢乳、闭经和性功能变化。

3. 心血管系统作用

由于药物有外周抗胆碱能作用、α-肾上腺素受体阻断作用、抗组胺作用和抗5-羟色胺（5-HT）作用等，故可出现直立性低血压、心动过速、心电图异常等。

4. 自主神经系统作用

抗胆碱能作用和抗组胺作用导致服药后出现口干、舌燥、便秘、视力模糊、排尿困难、尿潴留等，甚至出现麻痹性肠梗阻。

【临床应用】

1. 适应证

吩噻嗪类药物主要用以控制各种精神运动性兴奋，幻觉妄想状态，各种思维、情感和行为障碍。临床上用于治疗精神分裂症的偏执型和躁狂急性期、应激性精神障碍及各种器质性或躯体性精神障碍。

2. 禁忌证

肝炎急性期，黄疸；严重的心血管疾病；急性肾炎，慢性肾功能不全；各种原因引起的昏迷；原因不明的发热；血液病、造血功能不良；老年人和儿童慎用。

3. 用药方法

抗精神病药的使用一般先从小剂量开始，逐渐加量，在病情控制并稳定后，选择最低的有效剂量，维持一段时间，对兴奋躁动患者一般7～10天即可，对幻觉、妄想患者一般需1～2个月才见效。

【用法及用量】口服以每日50～100 mg开始，每天给药1～2次，然后每3天增加25～50 mg（一日），直到每日200～300 mg，观察1周。如无效，可再增至一日400～600 mg；如有效，应维持此剂量1～2个月，在症状稳定后逐步减量，维持量一般为治疗量的2/3～1/4。肌内注射25 mg。

【不良反应及其处理】

1. 精神方面不良反应

（1）过度镇静：约半数以上患者服药后觉全身无力，应避免驾驶、操纵机器等。

（2）意识障碍：从意识模糊到谵妄状态均可，症状与中毒性精神障碍类似，如不能定向、错觉、兴奋躁动、生活不能自理。通常在用药早期、增加或减少药量、联合用药时易发生，此时应立即减药或停药，一般在1～3天内可消失。

（3）精神运动性兴奋：少数患者用药后兴奋躁动加剧，出现激惹、冲动、攻击行为。原有器质性脑病的患者易出现，多见于治疗早期。处理时宜减药或停药。

2. 神经系统不良反应

（1）锥体外系不良反应：是常见的神经系统不良反应，发生时间最早在服药后48 h出现，多数在服药后3～5周内发生。常见的有下述几种表现：①急性肌张力障碍：为个别肌群的不自主收缩，以面、颈、唇、舌肌多见，表现为各种奇怪动作或姿势。如眼球向上凝视（动眼危象），斜颈，伸舌，下颌不能闭合，言语和吞咽困难，角弓反张，扭转痉挛等。②静坐不能：表现为不能安静入坐，往往反复行走或原地踏步，心情烦躁不安；③迟发性运动障碍：属长期、大量服用抗精神病药引起的一种锥体外系不良反应。有多种表现形式，口—舌—颊三联症是最常见的一种形式，表现为口唇舌反复的、不可控制的运动，如吸吮、鼓腮、舔唇、咀嚼等，严重时大口吸气，构音不清，进食困难。其他有肢体无目的的、舞蹈指划样的动作；肌张力低下，腰不能直起；全身姿势不协调，如前弯后倾、左右摆动、角弓反张等。这些症状在睡眠时消失，情绪紧张、激动时加重。④药源性帕金森综合症临床上与震颤麻痹相似，表现为震颤、肌张力增高、运动减少、姿势反射减弱。

（2）抽搐发作：可能诱发癫痫发作，有癫痫病史和器质性脑病者更易发生。

3. 自主神经系统不良反应

（1）交感和副交感神经交错出现的不良反应：心动过速或过缓、直立性低血压、口干或流涎、腹泻或便秘、多尿或排尿困难、发热或低温、出汗或无汗。

（2）抗胆碱能危象：皮肤干燥、颜面潮红、发热、心动过速、瞳孔散大、尿潴留、青光眼加重、麻痹性肠梗阻等。处理应停药，给予胆碱酯酶抑制剂，也可用地西泮（安定）10 mg，肌内注射。

4. 内分泌和代谢不良反应

服药期间可出现体重增加和肥胖，女性患者会出现溢乳、闭经。

5. 肝脏不良反应

氯丙嗪等抗精神病药物常可引起肝酶升高，在2～4周内检查肝功能常可发现谷丙转氨酶和谷草转氨酶升高，频度约20%～30%。肝酶升高与药量无正比关系。大多数患者可自行恢复。

6. 心血管系统不良反应

以直立性低血压、心动过速和心电图改变最为常见。心电图异常主要为ST-T改变，QT延长，系心肌复极化障碍所致。单纯心电图异常不必给药，如合并胸闷、心悸、眩晕时，应减药或停药。

氟哌啶醇

【别名】氟哌醇。

【药理作用】氟哌啶醇能阻断脑内多巴胺受体，抑制多巴胺能神经元的效应，并能增快增多脑内多巴胺的转化。此外，还能阻断α-肾上腺素能受体产生相应的生理作用。氟哌啶醇的作用与氯丙嗪类似，但阻断多巴胺受体的作用更强，具有较强的抗精神病作用和止吐作用，其相对作用强度约为氯丙嗪的50倍。而镇静作用、M-胆碱能受体阻断和α-肾上腺素能受体阻断作用均较氯丙嗪为弱，因此心血管不良反应较少，抗胆碱作用引起的不良反应也较轻。氟哌啶醇有良好的抗躁狂、抗幻觉、抗妄想作用，对控制兴奋、躁动效果尤为显著，对慢性退缩患者有一定激活作用。但对联想障碍、淡漠、抑郁、人格障碍等症状疗效差。氟哌啶醇还能消除不自主运动，还能减轻或消除伴有的精神症状。此外，氟哌啶醇对非精神病的情感障碍（如焦虑、紧张）和持续性呃逆亦有疗效。

【用途】特点是抗焦虑症、抗精神病作用强而久，对精神分裂症与其他精神病的躁狂症状都有效。镇吐作用亦较强，但镇静作用弱。

1. 急、慢性精神分裂症尤其是攻击性和激动性行为的偏执型精神分裂症，躁狂症。

2. 伴有脑损伤和精神呆滞的精神病或儿童行为障碍。

3. 用于运动障碍性疾病如 Tourette 综合征（多发性抽动-秽语综合征）、慢性舞蹈症等。

4. 非精神病的情感障碍（如焦虑、紧张）。

5. 止吐和控制难治性呃逆。

6. 与哌替啶合用，可增强其镇痛作用。

【不良反应】在大剂量用药时，可出现锥体外系反应（尤其是甲亢患者）、震颤麻痹综合征、肌张力障碍、静坐不能等症状。在儿童和青少年中，易发生急性肌张力障碍。在长期用药中可引起迟发性运动障碍。还可出现口干、视力模糊、烦躁不安、焦虑和抑郁。偶见粒细胞减少、角膜和晶体混浊、胆汁淤积性肝炎及轻微低血压。超剂量可致角弓反张、抽搐和昏迷等急性脑病症状。

【注意事项】对氟哌啶醇过敏者、基底神经节病变者、心功能不全者、震颤麻痹患者、哺乳期妇女禁用。

【用法及用量】成人开始口服剂量 2～4 mg，每天 2～3 次，逐渐增至 8～12 mg，每天 2～3 次。一般剂量为每天 20～30 mg，维持治疗 2～4 mg，每天 2～3 次。儿童及老年人的剂量宜减半。控制急性症状可肌内注射 5～10 mg，每天 2～3 次。必要时可用 20～30 mg 加入 5% 葡萄糖注射剂内静脉输注。用于不自主运动：口服 1～2 mg，每天 3 次。用于情感障碍：口服 0.5 mg，每天 2 次。用于儿童行为障碍：每天 0.05 mg/kg。用于恶心、呕吐：可口服 1 mg，每天 2 次。也可肌内注射 1～2 mg，每天 2 次。

【制剂及规格】片剂：1 mg、2 mg、4 mg，注射剂（粉）：5 mg。

舒必利

【别名】止吐灵。

【药理作用】可增加DA更新，对阿扑吗啡所致呕吐有极强的拮抗作用，比氯丙嗪强150倍。

【用途】对精神分裂症和抑郁症有效，其疗效与氯丙嗪、氟哌啶醇相当。临床用于精神分裂症幻觉妄想型、紧张型，对慢性精神分裂症的孤僻、退缩、淡漠也有效，但对幻觉、妄想的疗效不如吩噻嗪类和丁酰苯类。

【不良反应】失眠、多梦、烦躁、倦怠、食欲下降、恶心、溢乳、月经失调、性欲改变等。锥体外系反应轻，但剂量大时可出现震颤、运动障碍和静坐不能。

【用法及用量】每日200～1000 mg，宜从小剂量开始，逐渐加量，通常不超过每日1000 mg，维持量每日200～400 mg。因可导致失眠，药物不宜晚间服。

【制剂及规格】片剂10 mg，注射剂50 mg（2 ml）、100 mg（2 ml）。

氯氮平

【别名】氯扎平。

【药理作用】氯氮平属二苯氧氮类抗精神病药。

【用途】较广泛。对精神分裂症幻觉、妄想、思维障碍、行为紊乱、兴奋躁动有效，对精神分裂症的阴性症状，如淡漠、退缩、孤僻等也有效。也可用来治疗躁狂发作、抑郁时的激越、脑外伤性精神障碍等。特别是对服用传统抗精神病药引起了锥体外系不良反应，患者依从性差时，可改换为氯氮平。

【不良反应】粒细胞减少与粒细胞缺乏症，发生率约为1.6%。癫痫发作：氯氮平可降低抽搐阈，日量100 mg时发生率约为1%，日量300 mg约为2%～4%，有癫痫病史慎用。心血管不良反应可产生直立性低血压、心动过速、传导阻滞、一过性血压升高。锥体外系不良反应少数患者可出现震颤、静坐不能，但程度轻。

【用法及用量】从小剂量开始每日25～50 mg，逐渐加量，在2～3周内门诊治疗量可达每日200～400 mg。住院患者可用到每日450～600 mg。维持量为每日100～200 mg。因本药半衰期平均14 h，故药物一日宜分两次服用。

【制剂及规格】片剂25 mg、50 mg，注射剂25 mg（2 ml）、50 mg（2 ml）。

奥氮平

【别名】再普乐。

【药理作用】奥氮平拮抗5HT$_2$受体、DA 的 D$_1$、D$_2$、D$_3$、D$_4$受体、乙酰胆碱（ACH）受体、组胺（H$_1$）受体、毒蕈碱（M$_1$～M$_5$）受体。抗精神病作用可能与拮抗5HT$_2$,和DA 的 D$_2$受体有关。

【用途】奥氮平对精神分裂症的阳性症状和阴性症状均有效，对精神分裂症合并抑郁状态的患者也有效。对传统的抗精神病药效果欠佳的或依从性差的患者改服奥氮平后仍有效，又可治疗躯体疾病合并的精神障碍。

【不良反应】困倦、头晕为常见不良反应。锥体外系不良反应如静坐不能、震颤、肌张力障碍明显少于传统的抗精神病药。有直立性低血压、心动过速的报道。肝酶可呈一过性增高，但黄疸罕见。长期服用可能增加体重。

【用法及用量】通常从小剂量开始，每天5 mg，逐渐增量，一般用量每天15～20 mg，维持量约每天10 mg。老年人的剂量可以半量计算。

【制剂及规格】片剂5 mg、10 mg。

利培酮

【别名】维思通。

【药理作用】为 DA 的 D_2 受体和 $5HT_2$ 受体拮抗剂。对精神病的治疗效果较好，锥体外系不良反应很轻，但可引起血中催乳素水平的升高。

【用途】 对精神分裂症的阳性症状和阴性症状都有效，且起效快于氟哌啶醇。对某些服用传统的抗精神病药疗效欠佳的患者，利培酮仍可取得一定的疗效。

【不良反应】锥体外系不良反应：利培酮有轻度的锥体外系不良反应，如震颤、静坐不能等，也有迟发性运动障碍的报告。内分泌代谢不良反应：女性患者有溢乳、月经不调、体重增加。其他：失眠、焦虑、头晕、困倦、嗜睡等。

【用法及用量】 通常从 1 mg，1 日 1～2 次开始，逐渐增量到 2 mg，1 日 2 次，如疗效不明显，可增加至 3 mg，1 日 2 次。平均有效剂量为每日 6 mg。由于利培酮可能出现锥体外系不良反应和迟发性运动障碍，故在症状稳定后应减少至最小剂量维持，如每日 2～4 mg。

【制剂及规格】片剂 1 mg、2 mg。

第六节　抗抑郁药物

阿米替林

【别名】依拉维。

【药理作用】 本品为三环类抗抑郁药物，能改善或消除抑郁状态，通过阻断脑内神经元突触前膜，阻止 5-羟色胺的再摄取，增加突触间隙去甲肾上腺素和5-羟色胺的含量，并促进突触后膜5-HT$_2$受体的敏感性。口服吸收快，主要在肝内代谢、并经肾脏排出。半衰期一般为32～40 h，血浆蛋白结合率为96%。

【用途】为抗抑郁剂，治疗各型抑郁症。

【不良反应】常见困倦、口干、便秘、体位性低血压、心动过速。用量较大时对敏感者可产生排尿困难或谵妄。

【注意事项】

1. 交叉过敏。对本品过敏者，对三环类也可能过敏。

2. 下列情况应慎用或禁用：急性心肌梗死恢复期病人禁用、支气管哮喘、心血管疾病、癫痫症、青光眼、肝功能损伤、甲亢、前列腺肥大。

3. 本品可自乳汁排出，哺乳期妇女应慎用。

4. 老年病人因为代谢与排泄均下降，对本类药物的敏感性增强用量一定要小。

5. 治疗期应定期随访，检查血细胞计数、血压，心脏功能监测，肝功能测定。

【用法及用量】口服成人常用量，开始1次25 mg，每日2～4次，然后根据病情和耐受情况逐渐增至每日150～250 mg。使用本品时，用量必须注意个体化；宜在饭后服药，以减少胃部刺激。开始服药时常先出现镇静，抗抑郁的疗效需在1～4周之间才明显。维持治疗时，可每晚1次顿服。对易发生头晕、萎靡等不良反应者，可在晚间1次顿服，以免影响白天工作。

【制剂及规格】片剂25 mg。

多塞平

【别名】多虑平。

【药理作用】本品为三环类中镇静性能较强的抗抑郁药之一，作用机制同阿米替林，半衰期为8～25 h。

【用途】常用于治疗焦虑性抑郁症或神经性抑郁症。

【用法及用量】口服成人常用量开始1次25 mg，每日3次，然后逐渐增至每日150～300 mg。

【制剂及规格】片剂25 mg。

曲唑酮

【别名】三唑酮。

【药理作用】曲唑酮为特异性的5-羟色胺（5-HT）再摄取抑制剂。它的活性代谢产物m氯酚哌嗪（m-CPP），可激活突触后膜5-HT受体。由于曲唑酮拮抗α_1肾上腺素受体和组胺受体而产生副作用。

【用途】

1. 抑郁症。主要用于治疗重症抑郁，其长期疗效与短期疗效与其他抗抑郁药相似，尤其在提高睡眠质量方面效果更为显著。可增加全程睡眠时间，减少夜间觉醒次数及持续时间，缩短快眼动睡眠时间。与三环类药物不同的是，曲唑酮不会缩短4期睡眠，并且很少导致躁狂。曲唑酮的镇静作用在服药后1 h内即可出现，而抗抑郁作用通常需要2～4周。

2. 失眠。明显的镇静作用及改善睡眠作用均表明可作为催眠药物使用。

3. 其他小剂量曲唑酮（每日50 mg）。可用于控制老年患者严重激越状态，特别是由于躯体疾病导致人格改变者，伴有严重焦虑症状的抑郁，创伤后应激综合征，伴有广场恐惧症的惊恐发作。由于不会加重精神病性症状，可用来合用治疗精神分裂症伴发的抑郁。

【不良反应】最常见的不良反应为镇静、体位性低血压、头晕、头痛、恶心。由于阻断α_1肾上腺素受体，可引起口干。还可能引起胃肠激惹。

【注意事项】曲唑酮禁用于孕妇和哺乳妇女，有肝、肾功能疾病者慎用。

【用法用量】第一天50 mg，第二天可增加至50 mg，每日2次。如果镇静作用和体位性低血压的副反应可以耐受，第三天及第四天可增加至50 mg，每日3次。曲唑酮的治疗范围为每日200～600 mg，分次服用。

【制剂及规格】片剂 50 mg。

氟西汀

【别名】百优解。

【药理作用】 氟西汀为新一代抗抑郁药，选择性5-羟色胺再摄取抑制剂，具有疗效好、副作用小、安全性大及用药方便等优点。该药通过选择性抑制中枢神经元对：5-羟色胺（5-HT）的再摄取，从而增加突触间隙5-羟色胺浓度而起到抗抑郁效果。

【用途】 该药主要用来治疗各类抑郁症，治疗中能明显改善抑郁情绪及伴随的焦虑症状和睡眠障碍，还能治疗强迫性神经症和贪食症。

【不良反应】厌食、恶心、呕吐（不常发生）、失眠、昏睡、倦怠、腹泻、头痛、焦虑、流汗、颤抖、皮疹等。

【用法用量】 起始剂量20 mg，早晨服用。有效治疗量为20～40 mg，每日1次。难治性抑郁患者可用至60 mg每日1次，维持量20 mg每日1次。老年病人起始剂量以10 mg每日1次为宜，治疗量根据个人体质、耐受性及病情变化而定。

强迫症及贪食症的治疗量略高于抑郁症的治疗量，可能需要40～60 mg每日1次。

【制剂及规格】：胶囊型 20 mg。

帕罗西汀

【别名】赛乐特。

【药理作用】该药有抗抑郁和抗惊恐发作的效果，具有副作用小，半衰期短，无活性代谢产物及用药方便等特点。该药为一种选择性5-羟色胺再摄取抑制剂，通过提高突触间隙5-羟色胺浓度而发挥抗抑郁效果。该药对去甲肾上腺素、多巴胺再摄取的影响小，对毒蕈碱受体、多巴受D_2受体及组胺受体无亲和性，因而不具相关的副作用。

【用途】帕罗西汀主要用于治疗抑郁症及伴随的焦虑症状和睡眠障碍，对惊恐发作治疗有效。

【不良反应】该药主要不良反应为口干、便秘、视力模糊、震颤、头痛、恶心、体重增加、乏力、失眠和性功能障碍等。偶见荨麻疹、体位性低血压、血管神经性水肿。罕见锥体外系统反应和少见肝功能异常和低钠血症。迅速停服帕罗西汀，可能产生停药综合征，病人表现睡眠障碍、激越、焦虑、恶心、出汗、意识模糊等停药反应。

【注意事项】严重心、肝、肾疾病患者及老年病人应慎用该药，剂量宜小。孕妇及哺乳妇女、癫痫病人不宜使用帕罗西汀。有躁狂病史者慎用。超量用药：超量中毒者可出现恶心、呕吐、震颤、瞳孔散大、口干、烦躁、出汗和嗜睡。

【用法及用量】起始量和有效量为20 mg，每日早餐时1次，2～3周后，如疗效不好且副作用不明显，可以10 mg递增至50 mg每日1次。老人及肝肾疾病患者酌情用量，以不超过每日50 mg为宜。维持量20 mg每日1次。注意不宜骤然停药。

【制剂及规格】片剂20 mg。

舍曲林

【别名】郁洛复。

【药理作用】本品通过抑制5-羟色胺的再摄取，使突触间隙中5-羟色胺含量升高而发挥抗抑郁作用。但本药无抗胆碱作用，副作用比三环类药物少。作用特点：口服易吸收，6~10 h后达到血药峰浓度，半衰期约为26 h，服药4~7天可达稳态血浓度。

【用途】能改善情绪，可用于治疗各种类型的抑郁症、强迫症、心境恶劣、性欲倒错等，并能预防抑郁症复发。

【不良反应】本品抗组织胺及抗胆碱能作用较小，不良反应较少。常见不良反应为嗜睡、恶心、呕吐、口干等。

【注意事项】本药禁用于高敏者，慎用于癫痫病人、肝、肾功能不良者、孕妇、哺乳期妇女。

【用法及用量】口服开始每日50 mg，每日一次，常用剂量为每日50~100 mg。

【制剂及规格】片剂50 mg、100 mg。

文拉法辛

【别名】博乐欣。

【药理作用】文拉法辛是三种生物源性胺类（5-羟色胺、去甲肾上腺素和多巴胺）的再摄取抑制剂。其中对5-羟色胺再摄取抑制作用最强，对去甲肾上腺素再摄取抑制作用也较强。文拉法辛对毒蕈碱、烟碱、组胺和肾上腺素受体无作用，对单胺氧化酶无抑制作用。

【用途】文拉法辛用于治疗重性抑郁症。较高剂量的文拉法辛（每日 > 150 mg）疗效优于低剂量者。文拉法辛抗抑郁作用较其他抗抑郁剂出现得快，一般2周以内即可见效。

【不良反应】常见的为恶心、嗜睡、口干、焦虑、厌食、头晕、神经过敏、便秘、无力、视力模糊、射精或性欲障碍、阳痿。在部分病人中可出现血压增高，特别是当剂量大于每日300 mg时。因此，高血压病人慎用。

【用法及用量】　起始剂量为每日75 mg，分2～3次服用。

【制剂及规格】片剂25 mg、75 mg、100 mg，缓释剂75 mg。

第七节　抗焦虑药物

苯二氮草类药

【药理作用】

1. 抗焦虑：是其主要作用，作用部位主要在边缘系统。

2. 镇静催眠作用：中等剂量的苯二氮草类药（BZ）有镇静催眠作用。

3. 抗惊厥作用：抗惊厥作用较强。含硝基的BZ又强于其他衍化物，可作为治疗癫痫的二线药物。

4. 中枢骨骼肌松弛作用：抑制脊髓多突触反射，使骨骼肌松弛，可治疗僵人综合征。

5. 其他：大剂量静注可导致呼吸麻痹、血压下降。肺功能差者慎用。

【用途】

1. 抗焦虑：所有的BZ均有抗焦虑作用，几乎一周内就有作用，4～6周效果明显。地西泮口服吸收快，脂溶性高，可用于急性焦虑患者。劳拉西泮脂溶性低，和BZ受体的亲和力强，发挥作用慢，故适用于慢性焦虑。劳拉西泮和奥沙西泮不需要在肝进行代谢，对肝病患者和老年人更适合。

2. 失眠：应分别对待失眠的情况，对症下药，如入睡困难和多梦宜用短效 BZ，如三唑仑、米达唑仑；凌晨早醒者宜用中效 BZ，如硝西泮、艾司唑仑等。失眠的原因很多，在用 BZ 前最好搞清病因，如为抑郁，应该用抗抑郁药。

3. 惊恐发作：地西泮、阿普唑仑、氯硝西泮的疗效肯定，可和 5-羟色胺再摄取抑制剂合并应用。

4. 抗惊厥：可挑选含硝基的 BZ，作为二线药物辅助使用。

5. 戒酒：因 BZ 和酒精有交叉耐受性，对心血管和呼吸系统的抑制作用较轻，故已经作为戒酒的标准化治疗。通常用负荷法，如用地西泮，开始口服 30～40 mg，分 3～4 次口服第三、四天减至 20 mg，第五、第六天减为 10 mg，在戒断症状减轻和消失后，于 7～10 天内撤药。

【用法及用量】剂量按治疗目的而定，如治疗失眠只需睡前服即可，如为抗焦虑，要在白天分段服用，且可逐步加量。一般的疗程一般为 4 周，最长不超过 6 周。可以交替用不同类型的 BZ。

【不良反应】戒断综合征 BZ 的最严重不良反应为药物耐受性和依赖性，包括心理依赖和躯体依赖。突然停药会出现戒断综合征，包括焦虑紧张、激动不安、情绪不稳、记忆障碍、失眠、震颤、头痛、视力模糊、共济失调、听觉和嗅觉过敏等，严重时癫痫发作。往往在停药 1～7 天出现。发生率约 5%～26%。避免戒断综合征的原则是短期间断给药，定期换药物品种，不要长期服用一种药，不要突然停药等。一旦出现戒断综合征，可先将短效药改为长效药，然后每天减少总量 10%，直到全部停药为止。

丁螺环酮

【别名】一舒。

【药理作用】丁螺环酮只有抗焦虑作用，无明显的镇静、催眠、抗惊厥和肌松作用，不影响认知功能，与酒精无协同作用。

【用途】主要用于焦虑症，以广泛性焦虑更适宜。长期服用无依赖性和耐受性，不产生戒断反应。无镇静作用，故服药后可操纵机器和驾驶。剂量 5 mg，1 日 3 次。也可逐步加量为每日 30～45 mg。老年人、肝肾功能差者酌情减量服用。

【不良反应】常见的为口干、恶心、头晕、兴奋、失眠，不需特殊处理，偶有心电图 T 波改变及肝功异常。

【注意事项】严重肝肾功能不全、青光眼、重症肌无力及哺乳期妇女禁用。慎用于癫痫病人、肝肾功能不良者。

【用法及用量】剂量 5 mg，1 日 3 次。也可逐步加量为每日 30～45 mg。老年人、肝肾功能差者酌情减量服用。

【制剂及规格】片剂 5 mg、10 mg。

坦度螺酮

【别名】希德。

【药理作用】是 5-HT$_{1A}$ 受体的部分激动剂，对 5-HT$_{1A}$ 受体有高亲和力，可激动海马锥体细胞突触后 5-HT$_{1A}$ 受体和中缝核突触前 5-HT$_{1A}$ 受体，从而产生抗焦虑效应。和苯二氮䓬类药（BDZ）相比，坦度螺酮作用的靶点相对集中，抗焦虑作用的选择性更高，因而免除了 BDZ 的肌松、镇静、催眠作用和对认知、运动功能的损害。此外，坦度螺酮亦可较强地抑制多巴胺能神经的兴奋作用。长期使用时，可使 5-HT$_{1A}$ 受体下调，这可能与其抗抑郁作用有关。

【用途】用于多种神经症所致的焦虑状态，如广泛性焦虑障碍。亦用于原发性高血压、消化性溃疡等疾病伴发的焦虑状态。

【不良反应】不良反应少而轻，较常见心动过速、头痛、头晕、嗜睡、乏力、口干、食欲缺乏。

【注意事项】对其他氮杂螺酮衍生物（如丁螺环酮、伊沙匹隆、吉哌隆）有过敏史者、器质性脑功能障碍患者、中度或重度呼吸功能衰竭患者、心功能不全患者禁用。坦度螺酮一般不作为抗焦虑的首选药，且不得随意长期应用。对病程较长（3 年以上），病情严重或BDZ无效的难治性焦虑患者，坦度螺酮可能也难以产生疗效。用药期间不得从事有危险性的机械性作业。坦度螺酮与BDZ无交叉依赖性，若立即将BDZ换为坦度螺酮时，可能出现BDZ的戒断现象，加重精神症状，故在需要停用BDZ时，需缓慢减量。

【用法及用量】成人口服给药：一次10~20 mg，3次/日。可根据病情适当增减剂量，一天最大剂量60 mg。老年患者用药时应从小剂量开始。

【制剂及规格】片剂10 mg。

第八节 抗癫痫药物

苯巴比妥

【别名】鲁米钠。

【药理作用】苯巴比妥与GABA受体复合物结合，增强GABA介导的抑制作用；延长氯离子通道开放时间，易化GABA的抑制作用尚有钠离子通道的阻滞作用。可以抑制癫痫灶的发放。

【用途】苯巴比妥主要用于强直阵挛发作及部分性发作，对失神发作无效。亦可用于新生儿发作及预防热性惊厥。

【不良反应】

1.剂量相关的不良反应在有效浓度范围内可以有困倦、乏力、情绪变化、抑郁、头晕及行为和认知功能障碍。血浓度过高出现眼球震颤、构音障碍、头晕、恶心、呕吐及共济失调。

2.慢性不良反应：认知功能障碍，行为异常，注意力下降，影响维生素D及钙代谢可引起骨软化。对血液系统的影响，可发生巨幼红细胞贫血，妊娠妇女服用苯巴比妥可使婴儿缺乏维生素K相关的凝血因子出现凝血障碍。

3.特异性反应皮疹出现于5%～10%的患者。

【注意事项】苯巴比妥可以导致认知功能障碍，影响儿童学习，所以儿童应慎用。因其具有明显的镇静作用及多种不良反应，在临床上正逐渐为其他抗癫痫药所代替。长期应用突然停用可出现戒断症状，焦虑、失眠、震颤甚至意识模糊及晕厥发作。

【用法及用量】成人口服常用量从每日30～60 mg（30 mg，1日1次或2次），以后每周增加30 mg（一日），目标剂量为每日60～180 mg（30 mg，1日2次至60 mg，1日3次）。儿童维持量为每日2～6 mg/kg。

【制剂及规格】片剂15 mg、30 mg，注射液100 mg：1 ml。

卡马西平

【别名】得理多、痛痉宁、痛可宁。

【药理作用】卡马西平阻滞电压依赖性钠通道。使膜电位稳定性增加，减少神经元的高频、持续性发放，并可减少突触传递，对边缘系统发放作用更为明显。

【用途】卡马西平主要用于部分性发作，亦可用于强直阵挛发作。对失神及肌阵挛发作无效，反而有使之发作加重的可能。

【不良反应】

1.剂量相关的不良反应：困倦、疲乏、头痛、头晕、胃肠道功能紊乱、协调困难及共济失调。过量中毒时可使发作加重甚至出现癫痫状态。

2.特异性反应：5%～15%患者出现皮疹。狼疮、肝损害及骨髓抑制罕见。致死性特异性反应的发作率为1/10万～1/20万。

3.慢性不良反应：少数患者有认知功能障碍、行为障碍及运动障碍。

4.致畸作用：比苯妥英钠及扑米酮的致畸作用轻。

【注意事项】特异性皮疹出现率高。服用本品后避免大量饮水，以防止发生水中毒。开始时使用小剂量，然后逐渐加量，直到获得良好疗效。癫痫患者突然撤药可引起惊厥或癫痫持续状态。卡马西平是目前报告最多的使发作加重的抗癫痫药，主要可使失神发作及肌阵挛发作加重。因此在用药前明确发作类型是非常重要的。

【用法及用量】成人开始剂量每晚给予100 mg，以后每7日增加100 mg。成人维持量300～1200 mg，分为每日2次或3次服用。儿童维持量为每日10～30 mg/kg。

【制剂及规格】片剂100 mg、200 mg，缓释片（得理多）200 mg。

丙戊酸钠

【别名】抗癫灵、德巴金（缓释片）。

【药理作用】可以增强突触前、突触后GABA的传递。可能抑制GABA转氨酶，但只有在浓度非常高时才有此作用。可能影响钠及钙通道，降低神经元持续性发放。

【用途】为广谱抗癫痫药。是强直阵挛发作、失神发作及肌阵挛发作的首选药物，对部分性发作也有效。静脉制剂可用于治疗癫痫状态及预防脑外伤及大脑手术后的发作。

【不良反应】

1. 剂量相关的不良反应：胃肠功能紊乱，可出现食欲不振、恶心、呕吐、消化不良、腹泻或便秘，以及乏力、脱发、震颤、行为改变、高血氨症、脑病。

2. 特异性反应：肝酶增高及血小板减少。

3. 慢性不良反应：体重增加、多囊卵巢、月经不规则及男性化。脑病及脑萎缩罕见。

4. 致畸作用：妊娠最初三个月服用丙戊酸，胎儿脊柱裂发生率为1%～2%。

【注意事项】丙戊酸胃肠道反应常见，有时持续存在。体重增加亦不少见。致死性肝功能障碍虽然出现率不高，但后果严重，已有肝功能障碍者最好不用。因致畸作用，孕妇慎用。

【用法及用量】口服成人初始剂量为400 mg（一日），逐渐增加剂量直到维持量600～1800 mg（一日），每日2次。儿童开始剂量为10～15 mg/kg，维持量为15～60 mg/kg（一日），每日2次。静脉注射成人开始剂量为缓慢静脉注射400～800 mg（3～5 min），最多可用至2500 mg（一日）。一旦发作被控制即可改用口服。儿童每日剂量20～30 mg/kg。

【制剂及规格】丙戊酸钠、丙戊酸镁均为每片200 mg。缓释片（德巴金）每片500 mg，德巴金糖浆40 mg/ml。

氯硝西泮

【别名】氯硝安定。

【药理作用】氯硝西泮是GABA受体激动剂，增强GABA受体开放率，其结果可增强氯离子摄入及超级化。口服吸收迅速，生物利用度＞80%，1～4 h达峰浓度。

【用途】用于治疗强直阵挛发作、部分性发作、不典型失神及失张力发作。

【不良反应】

1. 剂量相关的不良反应：困倦、乏力、共济失调，行为及人格改变。可产生耐药性及依赖性。少数患者可使发作增加。

2. 特异性反应：白细胞减少，但少见。

3. 慢性不良反应：镇静、周围水肿、认知功能低下。

4. 致畸作用不明显。

【注意事项】服用氯硝西泮不能同时饮酒，肌无力者禁用，老年人慎用。长期服药可产生依赖性，突然停药可出现戒断症状。

【用法及用量】成人开始剂量为0.5 mg（一日），每周增加0.5 mg，维持量为2～8 mg（一日）。儿童维持量1岁以下0.5～1 mg（一日），1～5岁1～3 mg（一日），6～12岁3～6 mg（一日）。静脉注射：用于治疗癫痫状态。每30 s不超过1 mg，10 min即可达峰浓度。可反复应用，成人一般不超过4 mg。灌肠用于儿童癫痫状态，剂量0.1 mg/kg，在数分钟内即可获得良好疗效。

【制剂及规格】片剂0.5 mg、2 mg，注射剂1 mg：1ml。

托吡酯

【别名】妥泰。

【药理作用】托吡酯是吡喃果糖氨基磺酸酯化合物，有多重抗癫痫机制：阻滞电压依赖性钠通道，减低反复点燃作用；在GABA受体部位增强GABA活性；阻滞兴奋性中枢神经递质谷氨酸AMPA受体活性；阻滞T型钙通道；弱碳酸酐酶抑制剂。由于具有多重机制，理论上应有较好的广谱抗癫痫作用。口服吸收迅速完全，食物对其吸收无影响，生物利用度达95%。1.8～3.4 h达峰浓度，平均2 h。半衰期19～23 h。

【用途】托吡酯为广谱抗癫痫药。主要用于难治性癫痫（部分性发作，部分性发作继发全身发作）的加用治疗，对儿童难治性癫痫（婴儿痉挛，Lennox-Gastaut综合征）也有一定的疗效。已用于各种发作类型的单药治疗，但对典型失神发作的疗效尚不肯定。

【不良反应】

1.剂量相关的不良反应：困倦、头痛、头晕、震颤、疲乏、共济失调，思维缓慢、找词困难、感觉异常、认知障碍、胃肠道不适、厌食。

2.特异性反应罕见，有精神异常的报告。

3.慢性不良反应：10%体重下降，儿童体重下降为暂时性的，不影响总体的生长发育。

4.致畸作用尚无报告。

【注意事项】有肾结石史或肾结石家族史者慎用。是否有致畸作用尚不了解。所以孕妇慎用。

【用法及用量】成人从25 mg（一日）开始，每周增加25 mg（一日）直到维持量每日200～1000 mg（常用每日200～400 mg），每日分2次服用。国内报告有每日75 mg即完全控制发作者。儿童从每日0.5～1 mg/kg（一日）开始，每周增加0.5～1 mg/kg（一日），直到3～6 mg/kg（一日）。用于治疗婴儿痉挛及Lennox-Gastaut综合征时剂量可较大，达9～15 mg/kg（一日）。

【制剂及规格】片剂25 mg、100 mg。

拉莫三嗪

【别名】利必通。

【药理作用】拉莫三嗪是电压依赖性钠通道阻滞制。可以减少兴奋性氨基酸谷氨酸及天门冬氨酸的释放。降低快速点燃神经元的发放频率。口服拉莫三嗪吸收良好，生物利用度达98%，食物不影响吸收。2～4 h达峰浓度。

【用途】拉莫三嗪为广谱抗癫痫药，用于加用治疗强直阵挛发作、肌阵挛发作、失神发作、失张力发作、强直发作以及部分性发作。亦可用于治疗Lennox-Gastaut综合征。单用拉莫三嗪亦有效。

【不良反应】

1. 剂量相关的不良反应：疲乏、困倦、失眠、复视、头痛、头晕、共济失调、眼震。

2. 特异性反应：成人皮疹发生率为5%～10%，儿童更常见。与丙戊酸合用时皮疹出现率增高，可达10/1000。大部分皮疹发生于治疗前6周。

3. 慢性不良反应尚无报告。

4. 致畸作用尚无报告。

【注意事项】皮疹发生率高，与丙戊酸合用时应减少剂量。

【用法及用量】应逐渐加量至维持量，用药方法见表6-1至表6-3。

表6-1　拉莫三嗪成人加用量

| 治疗周 | 与肝酶诱导抗癫痫药合用 | | 仅与VPA合用 |
	无VPA	有VPA	
1周及2周	50 mg 每日1次	25 mg 每日1次	12.5 mg 每日1次
3周及4周	50 mg 每日2次	25 mg 每日2次	25 mg 每日2次
维持量	250～300 mg 每天2次	150～200 mg 每天2次	50～100 mg 每天2次

VPA：丙戊酸钠

表6-2　拉莫三嗪儿童加用量

| 治疗周 | 与肝酶诱导抗癫痫药合用 | | 仅与VPA合用 |
	无VPA	有VPA	
1周及2周	2 mg/kg(一日)	1 mg/kg(一日)	0.15 mg/kg(一日)
3周及4周	5 mg/kg(一日)	2.5 mg/kg(一日)	0.3 mg/kg(一日)
维持量	5～15 mg/kg(一日)	5～10 mg/kg(一日)	1～15 mg/kg(一日)

表6-3　拉莫三嗪单用量

治疗周	成人	儿童
1周及2周	25 mg 每日1次	0.5 mg/kg(一日)
3周及4周	25 mg 每日2次	1 mg/kg(一日)
维持量	50～100 mg 每日2次	2～8 mg/kg

【制剂及规格】片剂25 mg、50 mg、100 mg、200 mg。

奥卡西平

【别名】氧酰胺氮䓬䓬。

【药理作用】抗癫痫机制与卡马西平相同。

【用途】与卡马西平相似。

【不良反应】与卡马西平相似，但出现率低。皮疹发生率为4%～7%。低钠血症的出现率高于卡马西平。特异性皮肤反应中25%与卡马西平呈交叉反应。致畸作用不明显。

【注意事项】临床作用与卡马西平相似，不良反应少，但低钠血症的出现率高于卡马西平。

【用法及用量】奥卡西平300 mg相当于卡马西平200 mg。成人开始剂量为300 mg，每日1次，以后可每日增加300 mg。单药治疗维持量为600～1200 mg，加用治疗为每日900～3000 mg，分2次服用。儿童维持剂量为30～40 mg/kg（一日），分2次服用。

加巴喷丁

【药理作用】可能增强GABA的合成。为谷氨酸受体拮抗剂。在中枢神经系统有新的结合点。对L-氨基酸的传递有作用。

【用途】加巴喷丁用于部分发作及继发性全身发作的加用治疗。

【不良反应】

1. 剂量相关的不良反应：困倦、头晕、疲乏、共济失调、肌阵挛。

2. 特异性反应罕见。

3. 慢性不良反应体重增加。

4. 致畸作用尚无报告。

【注意事项】加巴喷丁治疗谱窄，生物利用度较低。

【用法及用量】成人口服第一日300 mg服用1次，第二日300 mg，一日服用2次；第三日300 mg，一日服3次。以后可根据疗效增加剂量，维持量为1200～1400 mg（一日），分3次服用。儿童开始剂量20～30 mg/kg（一日），分3次服用，逐渐增加至维持剂量30～60 mg/kg（一日）。

左乙拉西坦

【别名】开浦兰。

【药理作用】可能的机制有下列三方面：左乙拉西坦是突触囊泡蛋白（SV2A）的配体，SV2A 位于突触前神经末梢的突触囊泡和神经内分泌颗粒中，控制囊泡的聚合及胞吐作用。其与 SV2A 亲和性越强抗癫痫作用也越强；抑制 N 型钙通道，降低神经元过度兴奋；抑制锌离子，锌离子为 GABA 和甘氨酸受体的异构调节剂。口服左乙拉西坦吸收完全而迅速。

【用途】左乙拉西坦主要用于部分性发作的加用治疗。对全面性发作和肌阵挛发作也有一定的疗效。

【不良反应】常见的不良反应为嗜睡和头晕。此外尚有激动、抑郁、人格障碍、思维异常、精神障碍。

【用法及用量】成人起始剂量为 250 mg 或 500 mg，睡前服用，以后每 1～2 周增加 250 mg 或 500 mg，维持剂量为 500 mg，每日 2 次。4～17 岁儿童（<50 kg）起始剂量为每次 10 mg/kg，每日 2 次，每 2 周增加 10 mg/kg（一日），每日 2 次；维持剂量 30 mg/kg，每日 2 次。

第九节　抗帕金森病药物

苯海索

【别名】安坦。

【药理作用】本品具有中枢性抗胆碱作用，其周围抗胆碱作用较弱，约为阿托品的 1/10～1/3。因之不良反应轻，其治疗帕金森病的作用机制为抑制乙酰胆碱的兴奋作用。抑制突触间隙中的多巴胺的再摄取。这两种机制并不矛盾，可互相补充。

【用途】本品主要用于抗帕金森病，治疗脑炎后或动脉硬化引起的帕金森综合征。用于轻症及不能耐受左旋多巴的患者，改善震颤较好，对改善流涎也有效。还用于利血平和吩噻嗪类药物引起的锥体外系反应、肝豆状核变性、痉挛性斜颈和面肌痉挛等。

【不良反应】不良反应同阿托品，常见的有口干、便秘、尿潴留、瞳孔散大、视力模糊等抗胆碱能反应。还可产生精神障碍和兴奋。

【注意事项】

1. 虚弱及老年患者对药物较敏感者剂量宜酌情减少。

2. 青光眼患者禁用。

3. 如不良反应严重应停用。

【用法及用量】口服成人开始剂量第一日为1～2 mg，以后每2～5日增加1～2 mg，直至获得满意疗效，总量每日8～12 mg，分3～4次服用。老人用量酌减。

【制剂及规格】片剂2 mg。

金刚烷胺

【别名】金刚胺。

【药理作用】本品可增加突触前膜多巴胺的合成与释放，或延缓多巴胺的代谢而发挥抗震颤麻痹作用。对缓解震颤、僵直效果好。

【用途】本品主要用于改善帕金森病的震颤、肌强直和运动迟缓症状，适用于轻症患者，可单独使用，也可与其他抗帕金森病药物联合使用。

【不良反应】不良反应少。少数患者服后可有嗜睡、眩晕、抑郁、食欲减退等，亦可出现四肢皮肤青斑，踝部水肿。超过剂量（每日0.3 g）可引起失眠、头痛、幻觉、言语不清、精神不安、运动失调伴恶心、呕吐、腹痛、腹泻、便秘、口干、皮疹。严重者引起直立性低血压、尿潴留、惊厥。

【注意事项】

1. 帕金森病患者超过每日200 mg时，疗效不增，毒性渐增。

最后一次服用应在下午4时前，以避免引起失眠。老年患者耐受性低，可出现幻觉、谵妄。

2. 脑动脉硬化、精神病、癫痫患者慎用。

3. 妊娠（致畸）或哺乳妇女（从乳汁中排出）慎用或不用。

4. 与皮质激素合用要慎重。

5. 饮酒者服用本药易醉。

【用法及用量】成人每日200 mg，通常分2次于早饭及午饭后服用，每次100 mg，以避免失眠。儿童酌减，1～9岁小儿每日3 mg/kg，最大用量1日不超过150 mg，疗程3～5天，最多10天。用于治疗帕金森病每日剂量200 mg，也分2次服用。连续服用4～8周后疗效有所降低。金刚烷胺用于治疗帕金森病奏效快，用药1～10天内即可使症状减轻，骤撤药物，疗效迅速消失，症状常在1～2日内加重。本品可改善帕金森病的三大主要症状，但其疗效不如卡比多巴-左旋多巴或多巴丝肼，仅能减轻症状的15%～20%。金刚烷胺与苯海索联用有协同作用，与卡比多巴-左旋多巴或多巴丝肼联用可减少后者的用量与增加其疗效。

【制剂及规格】片剂100 mg，胶囊剂100 mg。

卡比多巴-左旋多巴

【别名】复方卡比多巴、复方左旋多巴、复方多巴、息宁片。

【药理作用】其药理活性有赖于通过血-脑脊液屏障进入中枢神经系统，经脱羧酶作用转化成多巴胺而发挥作用。因为多巴胺脂溶性低，胃肠道吸收不良，且本身不能通过血-脑脊液屏障，所以口服后仅极小部分进入脑内转化成多巴胺。转化后形成的多巴胺可增加脑组织中多巴胺含量。由于左旋多巴能治疗帕金森病，卡比多巴为外周脱羧酶抑制剂，加用卡比多巴可减少左旋多巴用量。

【用途】本品主要用于抗帕金森病，对改善帕金森病的三大症状，即僵直、运动迟缓减少及震颤均有效，但对前两者的疗效更显著，对流涎、吞咽困难、姿势异常等亦均有效。其疗效远优于苯海索、金刚烷胺。卡比多巴-左旋多巴两者合用，约95%患者可耐受此药，约70%以上患者可获得50%以上进步。

【不良反应】

常见的有：1.胃肠道症状，如恶心呕吐，避免空腹服用、减少剂量、减慢增加剂量的速度即可减轻此副作用。

2.在加量的过程中可出现血压降低、直立性低血压、心律失常。

3.中枢神经系统副作用常可见于长期服药的患者，其发生率很高，尤以异动症为著，常使其剂量受到限制。异动症的表现常始于面、舌或颈，但亦可始于肢体。其他常见的尚有运动波动、剂量终末运动不能、"开关"现象，还见单相运动及双相异动症。在长期应用的患者中还可出现精神症状，如嗜睡、抑郁、记忆力减退、幻觉。

【注意事项】

1.由于本药的应用是长期的，特别是左旋多巴与外周脱羧酶抑制剂合用需多年，一方面干扰中枢神经系统介质，另一方面是长期抑制全身的酶系统。因之以小剂量为佳，每日剂量控制在300～600 mg为宜，若出现不良反应，应注意经常调整剂量。

2.单胺氧化酶抑制剂与本品合用可导致高血压，与维生素 B_6 或氯丙嗪合用均降低其疗效，本品与上述有关药物合用时，宜注意药物的相互作用。

3.消化性溃疡、高血压患者慎用。

4.精神病、窄角型青光眼患者禁用。

5.左旋多巴不宜突然停药，以避免引起左旋多巴撤药恶性综合征。

【用法及用量】开始剂量为卡比多巴-左旋多巴复方制剂（1∶4 或1∶10）100 mg/25 mg 1片或200 mg/50 mg半片，每日2次，每2～3日增加1片或半片。当出现异动症时，减少药量20%，通常维持剂量以左旋多巴300～600 mg为宜。分为3～4次服用。

【制剂及规格】复方卡比多巴片：含卡比多巴25 mg，左旋多巴100 mg或含卡比多巴50 mg，左旋多巴200 mg。息宁控释剂（Sinemet CR）250 mg。

多巴丝肼

【别名】美多芭、复方苄丝肼。

【药理作用】多巴丝肼为左旋多巴与苄丝肼之复方制剂。苄丝肼为外周脱羧酶抑制剂，可抑制外周多巴转化为多巴胺，使循环中多巴含量增加，进入中枢的量也增加，与左旋多巴合用，既减少了左旋多巴的外周副作用，又减少了左旋多巴的用量，可进一步提高疗效。与左旋多巴（1∶4）合用，治疗帕金森病。

【用途】用于帕金森病。

【不良反应】见卡比多巴-左旋多巴。

【注意事项】见卡比多巴-左旋多巴。

【用法及用量】最初用苄丝肼25 mg和左旋多巴100 mg的复方制剂半片，以后每2～3日增加半片，通常维持在3～6片为宜。分3～4次服用。当出现中枢副作用时，酌情减少。

【制剂及规格】复方苄丝肼（美多芭），片剂250 mg（含苄丝肼50 mg及左旋多巴200 mg）、125 mg（含苄丝肼25 mg及左旋多巴100 mg），胶囊250 mg（含苄丝肼50 mg及左旋多巴200 mg）、125 mg（含苄丝肼25 mg及左旋多巴100 mg）。美多芭缓释剂250 mg（内含苄丝肼50 mg及左旋多巴200 mg）。

盐酸司来吉兰

【别名】咪多吡、金思平。

【药理作用】本药是一种选择性单胺氧化酶β抑制剂。可通过血-脑屏障，迅速增加内源性多巴胺的浓度。可促进多巴胺的释放并阻止其再摄取，从而增加突触间隙多巴胺的浓度。

【用途】本品可作为帕金森病单一药物疗法或与左旋多巴联合治疗。本药能增加和延长左旋多巴的疗效，所以可减少左旋多巴的剂量，并能减少帕金森病的运动波动，且有神经保护作用。

【注意事项】有胃及十二指肠溃疡、不稳定高血压、心律失常、严重心绞痛或精神病患者需特别注意。同时服用大剂量本药及含高酪胺食品容易引起高血压的危险。

【不良反应】单独服用本药时有口干，短暂的血清转氨酶升高和睡眠障碍。与左旋多巴合用时可出现异动症、恶心、激越、幻觉、头痛、眩晕和位置性低血压。

【用法及用量】单独服用适用于治疗早期帕金森病或与左旋多巴联合应用。开始剂量为 5 mg，1 日 1 次，以后可增至 10 mg，1 日 1 次或分为 1 日 2 次。

【制剂及规格】片剂 5 mg。

甲磺酸雷沙吉兰

【别名】雷沙吉兰。

【用途】治疗帕金森病，可单用或作为左旋多巴的辅助用药。

【不良反应】心绞痛、头痛、头晕、抑郁、血液白细胞减少、关节痛、皮疹、流感样综合征等。

【注意事项】同司来吉兰，严重肝功能损害者禁用、中度肝功能损害者避免应用。

【用法及用量】常用每次 1 mg（以雷沙吉兰计），每日 1 次，口服。

吡贝地尔

【别名】泰舒达。

【药理作用】本品是一种非麦角类多巴胺能激动剂，可刺激大脑黑质纹状体突触后的 D_2 受体及中脑通路的 D_1 和 D_3 受体。本药是一种缓释片，68%以代谢产物自肾脏排泄。

【用途】可作为单一药物疗法或与左旋多巴联合应用，治疗帕金森病。

【不良反应】可有轻微胃肠道反应，如恶心、呕吐、胀气。还可有位置性低血压、嗜睡等不良反应。易出现异动症。

【注意事项】吡贝地尔不能用作高血压患者的降压治疗。

【用法及用量】单独使用本药每日150~250 mg，分2~3次服用。与左旋多巴合用每日50~150 mg，分1~3次服用。

【制剂及规格】缓释片50 mg。

普拉克索

【别名】森福罗、希复米。

【药理作用】为非麦角类 D_3 和 D_2 受体激动剂。

【用途】本品可作为单一药物疗法或与左旋多巴联合应用来治疗帕金森病。

【不良反应】为非麦角类多巴胺能受体激动剂，所以无麦角有关的不良反应。常见的不良反应为口干、恶心、便秘，也可见异动症、幻觉和嗜睡，未见血压和脉搏的改变。

【注意事项】本品可引起睡眠发作，所以开车的患者应特别注意。

【用法及用量】应该逐渐增加剂量，开始时0.125 mg，每日3次，维持一周后增加至0.25 mg，每日3次，每周每次增高0.25 mg，至第7周，可达1.5 mg，每日3次，即每日剂量4.5 mg。

恩他卡朋

【别名】珂丹。

【药理作用】是一种周围儿茶酚-氧位-甲基转移酶抑制剂

（COMTI），延长左旋多巴的排出半衰期。

【用途】本品必须与左旋多巴联合应用，可治疗运动功能波动和剂末现象。可减少左旋多巴剂量。

【不良反应】不良反应有恶心、呕吐、异动症、位置性低血压、镇静、头痛、便秘和腹泻。

【注意事项】转氨酶升高。

【用法及用量】100～200 mg，每日3～4次，于复方左旋多巴制剂合用有优化作用并可减少后者剂量，单用无效。

第十节　抗血小板药物

阿司匹林

【别名】乙酰水杨酸。

【药理作用】对血小板和血管内皮细胞的环氧化酶（COX）活性有抑制作用，使血小板生成素（TXA_2）的功能受到不可逆的影响，抑制由肾上腺素、胶原和凝血酶引起的血小板释放反应和第二相聚集反应，一次给药作用可持续血小板的整个寿命周期，达7天左右。

【用途】用于缺血性脑血管病、冠心病、心脑血管病外科手术后预防血栓形成。

【不良反应】恶心、呕吐、呕血、黑便、皮疹等。

【注意事项】血友病、血小板减少症、消化道溃疡、肝肾功能障碍、症状未得到控制的严重高血压、糖尿病视网膜病变患者禁用，妊娠及哺乳期妇女禁用。不宜与肝素、降低纤维蛋白酶类药物、噻氯匹定和口服抗凝药合用。不宜与其他非甾体抗炎药、抗痛风药和肾上腺糖皮质激素合用。

【用法及用量】小剂量50～100 mg，1日1次口服；肠溶片剂50～100 mg，1日1次口服。

【制剂及规格】普通片剂50mg、300 mg；肠溶片剂25 mg、100 mg。

奥扎格雷

【别名】桔善宝、丹奥。

【药理作用】本品为血栓素合成酶抑制剂，可减少TXA_2的合成，增加前列环素（PGI_2）的含量，抑制血小板聚集，解除血管平滑肌痉挛，增加脑血流量，促进已形成的血栓溶解。

【用途】用于急性缺血性脑血管病中的脑血栓形成、蛛网膜下腔出血后合并的脑血管痉挛。

【不良反应】过敏性休克、皮下出血、消化道出血、出血性脑梗死、血小板减少、恶心、呕吐、腹泻、头痛、注射部位疼痛等。

【注意事项】脑出血、脑栓塞、心房纤颤、心肌梗死、细菌性心内膜炎、消化道出血伴有意识障碍的大面积脑梗死患者禁用。正在服用抗血小板剂、抗凝剂或已使用了溶栓制剂者禁用。

【用法及用量】40～80 mg溶入5%葡萄糖或生理盐水500 ml静脉点滴，每日1～2次，7～14天为1个疗程。

【制剂及规格】注射用冻干粉针剂20 mg。

双嘧达莫

【别名】潘生丁。

【药理作用】本品具有磷酸二酯酶抑制剂和血栓素合成酶抑制剂的双重作用，通过抑制磷酸二酯酶活性，增加细胞内环磷酸腺苷（Camp）的浓度，使血管扩张并增加血流量，还可阻断血栓素A2（TXA_2），生成，抑制血小板的第一相和第二相聚集，防止血栓形成。

【用途】用于冠心病、缺血性脑血管病、心脏外科手术后预防血栓形成。由于单独应用预防缺血性脑血管病作用较弱，目前多与阿司匹林合用。

【不良反应】头痛、恶心、呕吐、腹泻等。

【注意事项】与肝素合用可导致出血。低血压、心肌梗死后休克状态者禁用。长期大剂量使用可致出血倾向。

噻氯匹定

【别名】抵克利得。

【药理作用】本品为噻蒽并吡啶衍生物，具有较强的抑制二磷酸腺苷（ADP）诱导的血小板聚集作用，还可抑制血小板的释放反应，降低血小板的黏附性。口服吸收率为80%～90%，1次用药2 h后血药浓度达峰值，用药后1～2天起效，3～5天作用达高峰，停药后作用尚可持续4～8天。

【用途】用于缺血性心、脑血管疾病，血栓栓塞性疾病，周围血管病，糖尿病性视网膜病。用于预防缺血性脑血管病的效应稍优于阿司匹林，但不良反应比阿司匹林稍多，因此一般首选阿司匹林。

【不良反应】恶心、呕吐、腹泻、出血、粒细胞减少、胆汁淤积性黄疸、药物性肝炎。

【注意事项】不宜与肝素、阿司匹林及其他非甾体类抗炎药合用。出血性疾病、近期有外科手术病史者禁用。

【用法及用量】250 mg，1日1～2次口服。

【制剂及规格】片剂100 mg、250 mg。

曲克芦丁

【别名】维脑路通。

【药理作用】本品为P族维生素，可抑制红细胞和血小板聚集，保护血管内皮细胞，降低毛细血管的通透性，减轻缺血性损伤所致的组织水肿。

【用途】用于缺血性脑血管病、冠心病、中心性视网膜炎、血栓性静脉炎、雷诺综合征。

【不良反应】胃肠道反应、肝脏毒性反应。

【注意事项】肝功能障碍患者禁用。

【用法及用量】片剂100～200 mg，1日3次口服；注射剂200 mg，1日1～2次肌内注射；400 mg，1日1次静脉点滴，10～14天为1个疗程。

【制剂及规格】片剂100 mg，注射剂2 ml：100 mg。

银杏叶制剂

【别名】金纳多、达纳康、银可络、百路达。

【药理作用】银杏叶提取物含有24%的黄酮苷和6%的萜烯，其中萜烯的主要组成成分是银杏内酯，具有拮抗血小板活化因子（PAF）的作用。抑制血小板聚集，改善红细胞变形能力，降低血管通透性，清除自由基，减轻过敏反应和炎症反应，抑制支气管血管收缩。银杏内酯可促进中枢神经递质去甲肾上腺素（NA）、多巴胺（DA）和乙酰胆碱（ACH）的释放及再摄取，长期大剂量用药可改善因老化和脑缺血所致的脑认知功能障碍。

【用途】治疗脑功能不全综合征、缺血性心脑血管病、脑血管病后遗症、耳蜗前庭功能障碍、血管源性视力障碍、末梢循环障碍。

【不良反应】主要包括胃肠道反应、皮肤过敏、头痛、头晕和心动过速等，发生率低。

【注意事项】妊娠妇女禁用。

【用法及用量】金纳多为40 mg，口服，每日3次；注射剂35～105 mg溶于5%葡萄糖或生理盐水溶液500 ml静脉点滴，每日1次，10～14天为1个疗程。

第十一节　抗凝血药及溶栓药物

低分子肝素

【药理作用】是由普通肝素经过亚硝酸分解、浓集和纯化而得到的低分子肝素钙盐或钠盐，相对分子质量2000～8000，平均4500。抗凝的作用较强，而出血倾向明显减少。对血小板功能的影响明显小于普通肝素，减轻了出血倾向和血小板减少的副作用。

【用途】预防深静脉血栓形成，血液透析中预防血液凝块形成，治疗周围血管病、急性缺血性脑血管病、稳定性心绞痛。

【不良反应】注射部位出血性瘀斑、皮下瘀斑、血尿、过敏性皮疹等。

【注意事项】出血性疾病、血小板减少、细菌性心内膜炎、严重高血压、消化道溃疡、肝肾功能障碍、视网膜血管病患者禁用。

【用法及用量】0.3～0.6 ml 1日1次或2次皮下注射，在脐下的外侧腹壁依次取注射点。

【制剂及规格】注射剂 0.2 ml：5000AXaICU、0.3 ml：7500AXaICU，为钙盐或钠盐的水溶液单一剂量注射器包装。

华法林

【别名】苄丙酮香豆素。

【药理作用】本品为香豆素衍生的钠盐，通过拮抗维生素K的作用，使凝血因子Ⅱ、Ⅶ、Ⅸ和Ⅹ的前体物质不能活化，在体内发挥竞争性的抑制作用，为一种间接性的中效抗凝剂。口服吸收迅速，生物利用度100%，血浆蛋白结合率97%，用药后12～18 h开始起作用，36～48 h达高峰，半衰期为42～54 h。

【用途】用于短暂性脑缺血发作、颅内静脉窦血栓形成、风湿性心脏瓣膜病及术后、心房纤颤、肺栓塞，预防静脉血栓形成。

【不良反应】牙龈出血、血尿。

【注意事项】与以下药物合用可增强抗凝作用：水杨酸类、保泰松、水合氯醛、依他尼酸、丙米嗪、甲硝唑、肾上腺皮质激素、苯妥英钠等。与以下药物合用可减弱抗凝作用：苯巴比妥类、利福平、维生素K族、雌激素类。严重高血压、凝血机制障碍、出血倾向、消化道溃疡、肝肾功能障碍、外伤和手术后、妊娠或分娩妇女禁用。

【用法及用量】用药前检查凝血酶原时间及活动度，第一日给予5～10 mg口服，第二日半量，第三日根据复查的凝血酶原时间及活动度结果给予维持剂量，一般维持量为每日2.5～5 mg，用药期间凝血酶原活动度维持在25%～40%。

【制剂及规格】片剂2.5 mg、5 mg。

尿激酶

【药理作用】尿激酶是从新鲜人尿中提取的一种蛋白水解酶，能直接激活纤维蛋白溶酶原，使其成为纤维蛋白溶解酶，水解纤维蛋白，使已形成的血栓溶解。尿激酶一次静脉注射的半衰期为9.3 min，静脉点滴的半衰期为16.1 min，纤维蛋白溶解酶的活性在静脉注射后15 min达高峰，作用可维持6～24 h，但24 h后有血栓再形成的可能。

【用途】治疗发病6 h以内的缺血性脑卒中、颅内静脉窦血栓形成、急性心肌梗死、肢体动静脉血栓闭塞或栓塞性疾病、视网膜中央动静脉血栓或栓塞。

【不良反应】恶心、呕吐、食欲不振、发热、疲倦、转氨酶增高等。用量过大可出现皮肤和黏膜出血、肉眼或镜下血尿、严重者可出现颅内与梗死病灶无关的远隔部位血肿。

【注意事项】出血性疾患、近两周内有过活动性出血或外科手术史、严重高血压、肝肾功能障碍、细菌性心内膜炎、二尖瓣病变合并心房纤颤和左心房内血栓形成、糖尿病合并视网膜病变禁用，妊娠妇女禁用。发病8 h以后的脑梗死应慎用。

【用法及用量】动脉内溶栓每次50万～75万U；静脉溶栓每次100万～200万U。

【制剂及规格】注射用粉针剂1000U、5000U、10 000 U、10万U、25万U和50万U。

重组人组织型纤维蛋白溶酶原激活剂

【别名】栓体舒。

【药理作用】重组组织型纤溶酶原激活剂（rt-PA）是由基因重组技术生产的t-PA，为一种糖蛋白，相对分子质量70 000，与纤维蛋白有着较高的亲和性，在纤维蛋白存在条件下可激活纤溶酶原，对已形成的血栓进行溶解。静脉注射后可被肝脏迅速清除，血中半衰期仅为5 min。

【用途】治疗发病6 h以内的急性冠状动脉闭塞、发病3 h以内的急性闭塞性缺血性脑血管病。

【不良反应】注射部位皮下出血。

【注意事项】出血性疾患、脑出血、未能控制的严重高血压、目前或正在发生的内出血、10天内有严重的外伤或大手术、两个月内有脑或脊髓手术、细菌性心内膜炎、急性胰腺炎、严重肝功能障碍等患者禁用。

【用法及用量】常用剂量为每次0.9 mg/kg（最大剂量90 mg），其中10%在最初1～2 min内静脉注射，其余90%的药物溶于100 ml生理盐水，持续滴注1 h。

【制剂及规格】粉针剂50 mg。

巴曲酶

【别名】东菱克栓酶。

【药理作用】本品是从蛇毒中提取和纯化的两种类凝血酶，具有降解纤维蛋白原的作用。本品是单成分的糖肽结构，可直接刺激血管内皮细胞释放t-PA，具有增强纤溶系统活性的作用，并可选择性地作用于纤维蛋白肽链末端的精氨酸和甘氨酸之间的肽键，释放纤维蛋白肽A，此时所生成的纤维蛋白单体和血纤维蛋白多聚体容易被分解，而发挥降解纤维蛋白的作用。此外，巴曲酶分解纤维蛋白原所生成的纤维蛋白单体，对t-PA促进纤维蛋白溶酶的生成作用有增强的效果。此外，巴曲酶还显著改善血流变诸因素，如对血管、血浆、血细胞的行为均有明确的改善作用，并且还具有明显的神经细胞保护作用。但对其他出凝血机制和血小板数目和功能无明显影响。

【用途】治疗急性缺血性脑血管病、慢性动脉闭塞性血管病，改善末梢及微循环障碍、突发性耳聋。

【不良反应】注射部位或静脉穿刺部位瘀斑。

【注意事项】出血性疾患、颅内出血、严重高血压、消化道溃疡、重症糖尿病、肝肾功能障碍、外科手术后、细菌性心内膜炎、月经期、妊娠及妇女产褥期禁用。用药期间定时检查血浆纤维蛋白原含量。不宜与其他具有抗凝和抗血小板作用的药物合用，有导致出血的倾向。

【用法及用量】第1日开始剂量为10BU，溶于生理盐水100 ml于1 h内缓慢静脉点滴，第3和第5日5BU或10BU静脉点滴。

【制剂及规格】注射液0.5 ml：5BU。

第十二节　促凝血药物

维生素K_1

【别名】植物甲萘醌。

【药理作用】本品为广泛存在于绿色植物和动物性食物中的脂溶性维生素，参与肝脏凝血因子Ⅱ、Ⅶ、Ⅸ和Ⅹ的合成，使它们具有凝血活性。本品作用迅速、强大而持久，注射后1～2 h起效，3～8 h止血效应明显，12～24 h可使凝血酶原时间恢复正常。

【用途】用于脂溶性维生素K_1缺乏所致出血。用于华法林、新抗凝治疗引起的出血。

【不良反应】新生儿使用本品后可发生高胆红素血症，个别患者可出现皮疹，注射局部疼痛和硬结。

【注意事项】静脉注射速度过快可出现颜面潮红、出汗、胸闷、支气管痉挛和血压下降，严重者可危及生命。与水杨酸类、磺胺药物、奎宁和奎尼丁等药物合用，可影响本品的止血效应。故不宜与维生素C、维生素B_{12}、右旋糖酐和苯妥英钠配伍，可发生混浊和沉淀。先天性凝血酶原缺乏症、严重肝细胞损害和肝素过量所致出血时，使用本品无效。

【用法及用量】每次10 mg肌内注射，1日1～2次，严重出血患者可给予缓慢静脉注射。

【制剂及规格】注射剂1 ml：10 mg。

氨基己酸

【别名】抗血纤溶酸。

【药理作用】本品为抗纤维蛋白溶解药物，可竞争性地抑制纤溶酶原与纤维蛋白的结合，防止纤维蛋白降解。本品在体内不与血浆蛋白结合，不发生代谢变化，用药后12 h40%～60%以原形从肾排出，半衰期为61～102 min。

【用途】纤维蛋白溶解亢进所致的出血、链激酶或尿激酶过量所致出血、弥散性血管内凝血。

【不良反应】大剂量可导致恶心、呕吐、腹泻、头晕、耳鸣，快速静滴可出现血压下降、心动过缓、心律失常，长时间用药可出现肌肉疼痛、疲乏无力、肌红蛋白尿、肾功能障碍等。

【注意事项】泌尿道外科手术后合并血尿者、血栓栓塞性疾病患者禁用。

【用法及用量】静脉用药首剂4～6 g溶于100 ml生理盐水或5%葡萄糖溶液中15～30 min内滴完，维持量为1 g/h，24 h内不超过16～20 g。

【制剂及规格】片剂0.5 g，注射剂10 ml：1.0 g、10 ml：2.0 g、20 ml：4.0 g。

氨甲环酸

【别名】止血环酸。

【药理作用】抑制纤维蛋白酶原的激活因子，使其不能被激活为纤维蛋白溶酶，抑制纤维蛋白降解。

【用途】纤维蛋白溶解亢进所致的各种出血、外科手术时异常出血。

【不良反应】头痛、头晕、恶心、呕吐、胸闷等。

【用法及用量】口服每次0.25 g，1日3～4次，静脉点滴每次0.25 g，以5%或10%葡萄糖250～500 ml稀释，1日1～2次。

【制剂及规格】片剂及胶囊剂0.25 g，注射剂2 ml：0.1g、5 ml：0.25 g。

卡巴克洛

【别名】安络血。

【药理作用】本品为肾上腺素氧化产物，肾上腺色素的缩氨脲水杨酸钠盐能够增强毛细血管对损伤的抵抗力，降低毛细血管的通透性，促进受损毛细血管端回缩而止血，主要用于毛细血管通透性增强所致的出血。

【用途】治疗特发性紫癜、视网膜出血、慢性肺出血、胃肠出血、鼻出血、血尿、痔出血、子宫出血等。

【注意事项】因本品中含有水杨酸，长期使用可发生水杨酸反应。癫痫和精神病史患者慎用。

【用法及用量】成人每次2.5～5 mg口服，1日3次；肌内注射每次5～10 mg，1日2～3次。

【制剂及规格】片剂2.5 mg、5 mg，注射剂1 ml：5 mg、2 ml：10 mg。

凝血酶

【药理作用】本品是从猪血中提取的凝血酶原，经激活后冻干成为凝血酶，可直接作用于血液中的纤维蛋白原转变成为纤维蛋白，促进血液凝固。局部用药1～2 min即可止血，还能促进上皮细胞的有丝分裂，加速创伤愈合。

【用途】外用止血，适用于难以结扎止血的小血管、毛细血管和实质脏器的出血。

【注意事项】本品严禁肌内或静脉注射。

【用法及用量】局部止血可用干燥粉末敷于创面，或以500～1000 U生理盐水溶解后敷于创面；消化道止血1000～20 000 U溶于100 ml生理盐水中口服或自鼻饲管中灌注，每6 h用药一次。

【制剂及规格】冻干粉针剂500 U、1000 U、2000 U、4000 U、8000 U。

巴曲酶

【别名】立止血。

【药理作用】本品是从蛇毒中提取的纤维蛋白促凝蛋白酶，为高效的蛇毒止血制剂，有效成分是类凝血酶和类凝血活酶。巴曲酶可选择性地作用在出血部位，促进血小板聚集和血栓形成，通过促进凝血过程而发挥止血作用。静脉注射后5～10 min发挥止血作用，可持续24 min；肌内或皮下注射后20～30 min发挥止血作用，可持续48～72 h。

【用途】预防和治疗内、外、妇、五官各科多种出血性疾病，常用于上消化道出血、泌尿道出血、血液病出血、外科手术出血、功能性子宫出血、蛛网膜下腔出血等。

【注意事项】对于血液中缺乏纤维蛋白原的患者，无法产生纤维蛋白凝块，应补充纤维蛋白原制剂。当纤维蛋白降解过度时，其聚合作用被减弱。本品可与抗纤溶药物合用。妊娠妇女禁用。

【用法及用量】治疗严重出血可同时给予静脉和肌内注射各1～2 KU；预防外科手术出血可于术前30 min肌内或皮下注射1 KU；治疗术后出血肌内或皮下注射1 KU，1日1次，3天为1个疗程。

鱼精蛋白

【药理作用】本品是从鱼类精子中提取的碱性蛋白，含有大量强碱性的精氨酸残基，可通过离子键与强酸性的肝素形成稳定的复合物，使肝素失去抗凝作用。静脉注射后0.5～1 min起效，作用可持续2 h，半衰期的长短与使用剂量呈正相关。

【用途】肝素使用过量所致出血。

【不良反应】静脉注射速度过快可出现恶心、呕吐、血压下降、心动过缓、呼吸困难。

【注意事项】过敏性体质者禁用。

【用法及用量】本品 1 mg 可中和 125 mg 肝素，静脉点滴肝素者在停用肝素后给予 25～50 mg 溶于 5%葡萄糖或生理盐水 20～50 ml 中在 10 min 内缓慢静脉注射。

【制剂及规格】注射剂 5 ml：50 mg、10 ml：100 mg。

第十三节　降颅压药物

甘露醇

【药理作用】本品是多糖醇的高渗饱和溶液，渗透压为血浆的 3.95 倍。口服后在胃肠道内不易吸收，可出现渗透性腹泻；静脉注射后不易透过血管壁和血脑屏障，增加血浆渗透压和血容量，使组织脱水，肾脏血流量和尿量明显增加，通过渗透性利尿作用降低颅内压和眼压。静脉用药 10 min 后开始利尿，2～3 h 作用达高峰，可维持 6～8 h。

【用途】用于脑出血、大面积脑梗死、脑肿瘤、颅脑外伤所致的脑水肿蛛网膜下腔出血、颅内静脉窦血栓形成、阻塞性脑积水、中枢神经系统感染等所致的颅内压增高症青光眼等。

【不良反应】水电解质平衡障碍、肉眼血尿、急性肾功能障碍。

【注意事项】在高血压性脑内出血极早期使用时，由于迅速降低了颅内压，缓冲了周围脑组织对出血部位的压力，可能使尚未形成血凝块的出血部位发生再次出血或持续出血。心功能不全、急性肺水肿患者禁用，脑卒中引起的急性肺水肿慎用。动物实验发现长期大剂量使用有增加脑出血和梗死病灶水肿体积的可能。

【用法及用量】250 ml 于 20 min 内快速静脉点滴，每 4～8 h1

次，根据颅内压变化情况调整给药间隔时间和疗程。

【制剂及规格】注射剂250 ml：50 g。

呋塞米

【别名】速尿。

【药理作用】本品为作用于肾小管髓袢升支的强效渗透性利尿剂，通过抑制钠离子和氯离子的重吸收，使钠离子、钾离子、氯离子和水分大量排出体外，尿量明显增加。静脉注射后5 min血药浓度达峰值，作用可维持2 h，蛋白结合率为95.9%，半衰期为30～70 min。

【用途】用于急性肾衰竭、心功能不全和肝功能不全所致的水肿、脑水肿。

【不良反应】恶心、腹泻、疲倦、乏力、肌肉痉挛、电解质紊乱、低氯性碱中毒、高尿酸血症。

【注意事项】低血钾、低血钠患者禁用。

【用法及用量】注射剂20～80 mg加入5%～10%葡萄糖20～40 ml静脉注射，根据尿量调整用药剂量和间隔时间，每日总剂量不得超过2.0 g。

【制剂及规格】片剂20 mg，注射剂2 ml：20 mg。

布美他尼

【别名】丁尿胺。

【药理作用】本品为呋塞米的衍生物，作用机制及特点同呋塞米，利尿作用是呋塞米的20～40倍，静脉注射后30 min作用达高峰，可持续2～4 h，半衰期为1.5 h。

【用途】用于急慢性肾衰竭所致水肿、急性肺水肿、脑水肿。

【不良反应】低血钾、低血钠、低血氯、高尿酸血症、高血钙症。

【注意事项】低血钾、低血钠患者禁用。

【用法及用量】0.5～1 mg 肌内或静脉注射。

【制剂及规格】片剂 1 mg，注射剂 2 ml：0.5 mg。

甘油

【药理作用】本品为稀释后的丙三醇溶液，具有渗透性利尿作用，可降低颅内压、增加脑血流量、改善脑代谢。

【用途】用于颅内压增高、青光眼。

【不良反应】恶心、呕吐、口渴、腹泻、血压增高、血红蛋白尿等。

【注意事项】肾功能不全患者慎用。静滴速度过快可引起溶血。

【用法及用量】50%甘油盐水溶液每次 1～2 ml/kg，每日 3～4 次口服注射液 500 ml，每日 1～2 次静脉点滴。

【制剂及规格】口服液 50%甘油盐水溶液，注射液 10%甘油溶液、10%甘油葡萄糖溶液、10%甘油盐水溶液。

甘油果糖

【药理作用】本品为 10%甘油和 5%果糖的高渗注射液，渗透压为人体血浆的 7 倍，静脉用药后 2～3 h 分布于全身组织，提高血浆渗透压，并可透过血脑屏障，缓慢进入脑组织和脑脊液，在血浆和脑组织之间形成渗透压梯度，使水分从脑组织向血浆转移，减轻脑水肿，降低颅内压。同时甘油果糖为高能量的液体，在体内代谢成水和二氧化碳，每 1000 ml 可产生 640 千卡的热量。

【用途】用于脑出血、大面积脑梗死、脑外伤、颅内肿瘤、中枢神经系统感染、颅内静脉窦及深静脉血栓形成等原因所致的急慢性颅内压增高和脑水肿。

【不良反应】个别患者可发生肾功能损害。

【注意事项】遗传性果糖代谢障碍、心功能不全、肾功能障碍、尿崩症、糖尿病患者慎用。静滴速度过快可引起溶血，甚至肾功能损害。

【用法及用量】成人250～500 ml静脉点滴，每日1～2次，250 ml在1～1.5 h内滴入，500 ml在2～3 h内滴入。

【制剂及规格】注射剂250 ml/瓶、500 ml/瓶（每1000 ml溶液中含有甘油100 g、果糖50 g、氯化钠9 g）。

地塞米松

【药理作用】本品为长效作用的肾上腺糖皮质激素，抗炎及免疫抑制作用为氢化可的松的20～30倍，水钠潴留的作用微弱，血浆蛋白结合率较低。肌内注射后1 h血药浓度达峰值，半衰期为3～4.5 h。

【用途】用于中枢神经系统肿瘤、感染、缺氧所致的脑水肿、脑挫裂伤所致的脑肿胀。

【不良反应】精神异常、消化道溃疡、糖耐量异常、股骨头缺血性坏死、下丘脑-垂体-肾上腺轴功能抑制、医源性库欣综合征。

【注意事项】精神病患者，活动性消化道溃疡患者，能控制的细菌、真菌和病毒感染者禁用。

【用法及用量】5～20 mg每日1～2次静脉注射，根据病情逐渐减量，用药5～7天。

【制剂及规格】注射剂1 ml：1 mg、1 ml：2 mg、1 ml：5 mg。

β-七叶皂苷钠

【药理作用】本品是从中药娑罗子的干燥果实中提取的三萜皂苷钠盐，具有抗渗出、消除肿胀和改善微循环的作用，动物实验发现其抗炎和抗血管渗出的作用为氢化可的松的4～8倍，可用于治疗脑水肿和脑肿胀。

【用途】用于脑水肿、创伤或骨折所致的渗出性水肿及血肿。

【不良反应】药物渗出血管外可引起疼痛、过敏性皮疹。

【注意事项】本品对于颅压增高的患者应与其他脱水剂同时使用。急慢性肾衰竭、妊娠妇女禁用。

【用法及用量】5～20 mg溶于生理盐水250～500 ml中静滴，每日1次。

【制剂及规格】冻干粉针剂5 mg。

乙酰唑胺

【别名】醋氮酰胺。

【药理作用】本品为磺胺的衍化物，可抑制肾皮质、红细胞、眼及中枢神经组织中的碳酸酐酶活性，使器官和组织中形成的HCO_3^-和H^+减少。口服后2 h血药浓度达峰值，作用持续8～12 h，半衰期为3～6 h。

【用途】用于颅内压增高、脑水肿、脑积水、青光眼、周期性瘫痪、顽固性呃逆。

【不良反应】疲劳、头痛、头晕、恶心、腹泻、耳鸣、听力减退、低血钾、胆汁淤积性黄疸、粒细胞减少、再生障碍性贫血、肾绞痛、高血氨性酸中毒。

【注意事项】肝性昏迷、肾衰竭、肾上腺皮质功能不全、代谢性酸中毒、肺源性心脏病、肾结石、痛风患者及妊娠妇女禁用。

【用法及用量】每次0.25 g，每日2～3次口服。

【制剂及规格】片剂0.25 g。

神经节苷脂

【别名】施捷因（GM1）。

【药理作用】本品的有效成分是单唾液酸四己糖神经节苷脂，为哺乳动物神经组织中重要的神经节苷脂，主要分布在神经细胞膜，具有保护细胞膜、维持细胞内外离子平衡、恢复细胞膜酶活性、促进轴突生长、改善神经传导速度、减轻脑水肿、促进神经系统损伤后修复的功能。

【用途】用于脑出血、急性缺血性脑血管病、急性脑或脊髓损伤。

【不良反应】少数患者可出现皮疹。

【注意事项】过敏性体质、严重肝肾功能障碍患者禁用。

【用法及用量】急性期 100 mg 溶于 5% 葡萄糖或生理盐水 250～500 ml 中静脉点滴，每日 1 次，21 天为 1 个疗程。维持量 20～40 mg 每日 1 次肌内或静脉注射。6 周为 1 个疗程。

【制剂及规格】注射剂 2 ml；20 mg；5 ml：100 mg。

神经妥乐平

【药理作用】本品为牛痘免疫病毒接种家兔的炎症皮肤提取液，具有镇痛、安定情绪、改善因末梢神经功能障碍所致的感觉异常、抑制因缓激肽类物质释放所致的变态反应的作用。临床用于改善慢性疼痛、感觉异常、皮肤疾病所致的瘙痒等。动物实验和临床观察均发现对于急性缺血性脑血管病所致的脑水肿有明显的改善作用。

【用途】用于颈腰椎骨质增生所致的肌肉或关节疼痛、症状性神经疼痛，视神经脊髓炎或多发性硬化所致的感觉异常，急性脑血管病所致的脑水肿。

【不良反应】皮疹、上腹不适、恶心、口渴、困倦、乏力、面红。

【注意事项】过敏体质者禁用。

【用法及用量】注射剂 3 ml 肌内或静脉注射，每日 2 次，6～9 ml 溶于生理盐水 100 ml 中静脉点滴，每日 1 次。

【制剂及规格】注射剂 3 ml 含有 3.6 U。

第十四节　扩张血容量的药物

右旋糖酐-40

【别名】低分子右旋糖酐。

【药理作用】本品为葡萄糖直链聚合物，具有高渗胶体溶液扩充血容量的作用，可稀释血液，降低血浆黏滞度，增加血流速度，减轻微循环中血小板和红细胞聚集，抑制血栓形成，改善组织中的血液灌注。静脉注射后立即以原形从尿中消除，有渗透利尿作用。

【用途】用于低血容量性休克、弥散性血管内凝血、缺血性脑血管病、视网膜血管病、周围血管病变。

【不良反应】过敏反应、发热、寒战、恶心、血压下降、呼吸困难、心律失常、急性肾功能损害。

【注意事项】脑出血、血小板减少症、凝血功能障碍患者禁用。1次使用剂量不得超过1500 ml。

【用法及用量】250～500 ml静脉点滴，每日1次，7～10天为1个疗程。

【制剂及规格】10%注射液由5%葡萄糖或0.9%生理盐水配制250 ml、500 ml。

羟乙基淀粉

【别名】 706代血浆。

【药理作用】本品平均分子量为25 000～45 000，可较长时间地保留在血液中，提高血浆胶体渗透压，起到扩充血容量的作用。静脉注入本品后1～2 h扩容作用最强，24 h后完全消失，大部分从尿中排出，仅有小部分被机体分解代谢。

【用途】用于低血容量性休克、冠状动脉功能不全、血栓闭塞性疾病。

【不良反应】偶有过敏反应。

【注意事项】大量输入本品可导致迅速扩容，对出血性疾病可能引起进一步出血。因血液稀释和组织供氧不足，可使心衰患者心功能不全加重。使用本品期间应注意补充血钾。

【用法及用量】静脉点滴每次500～1000 ml，滴速为每 min 80～160滴。最大剂量1次不得超过3000 ml。

【制剂及规格】6%注射液由0.9%生理盐水配制250 ml、500 ml。

人血白蛋白

【药理作用】本品是从健康人血浆中提取的浓缩白蛋白制剂，可提高胶体渗透压和扩充血容量，临床作为低蛋白血症的替代疗法。

【用途】用于急性脑水肿、低血容量休克、低蛋蛋白症所致的水肿、腹水、胸水或心包积液。

【不良反应】个别患者有皮疹、发热等过敏反应。

【注意事项】本品容易与多种药物生成沉淀，不得与其他药物配伍使用。

【用法及用量】每次5～10 g，使用生理盐水100 ml稀释后缓慢静脉点滴，每日1次或隔日1次。用于脑水肿可1日2次。

【制剂及规格】溶液10 g、20 g。

第十五节　激素在神经系统疾病中的临床应用

一、肾上腺糖皮质激素作用机制

（一）减轻血管扩张，降低毛细血管和细胞膜的通透性，消水肿

（二）使免疫系统调节功能正常化

1. 促使致病细胞凋亡。
2. 抑制致病抗体的合成。
3. 抑制吞噬作用。
4. 减少炎性渗出，并抑制组胺及其他毒性物质的形成和释放。
5. 稳定溶酶体膜。
6. 减少前列腺素和相关物质的产生。
7. 抑制结缔组织增生。

（三）改善兴奋传递功能

1. 改善神经传导功能使突触前膜易释放乙酰胆碱，使兴奋易于传递。
2. 改善脱髓鞘区的传导功能。
3. 促进再生。使终板再生，使突触后膜乙酰胆碱受体数目成倍增加。

肾上腺糖皮质激素（简称激素）具有以上多种生理功能与治疗作用，临床已广泛应用于神经系统疾病的治疗，大量的实验和临床研究提示其在多种免疫相关的神经系统疾病、中枢神经系统感染、多发性肌炎（PM）、脑水肿、脑外伤、颅内肿瘤等治疗中发挥了显著作用。

二、激素在神经系统疾病中的应用

(一) 免疫相关的中枢神经系统疾病

免疫相关的中枢神经系统疾病主要包括重症肌无力（MG）、多发性硬化（MS）、视神经脊髓炎（NMO）、急性播散性脑脊髓炎（ADEM）、急性炎症性脱髓鞘性多发性神经病（AIDP）和慢性炎症性脱髓鞘性多发性神经病（CIDP）等。

1. 重症肌无力（MG）

MG 是一种主要由乙酰胆碱受体抗体介导的神经 – 肌肉接头处传递障碍性疾病。激素为常规药物，适用于几乎所有 MG 患者，主要通过抑制乙酰胆碱受体抗体的生成，达到治疗效果。另外，激素还可以诱导胸腺不可逆的退化，对抗胸腺瘤的肿瘤活性，缩小肿瘤。使用注意事项：

（1）部分患者在应用大剂量激素冲击治疗的短期内可能出现病情加重，甚至出现肌无力危象；

（2）口服泼尼松须在早晨顿服；

（3）大剂量和长期应用激素可诱发糖尿病、股骨头坏死、胃溃疡出血、严重的继发感染、库欣综合征等；

（4）上述情况应告知患者及其家属，以征求理解并同意后方能进行激素治疗。

2. 多发性硬化（MS）

MS 是一种以中枢神经系统白质炎性脱髓鞘为主要病理特点的自身免疫病。激素是 MS 急性发作和复发的主要治疗药物，有抗炎和免疫调节作用，能抑制免疫激活和 T 细胞浸润，减少抗体的生成，从而达到改善神经传导、促进血脑屏障恢复、缩短急性期和复发期病程的效果。

激素治疗的原则为大剂量短疗程。但是激素并不能从根本上改变 MS 的病程，也不能减少复发概率。当 MS 的病情严重或对激素不敏感时，应加用其他免疫调节治疗。如有条件，可在疾病缓解期使用β-干扰素预防复发。

3. 视神经脊髓炎（NMO）

NMO是B细胞免疫缺陷，与水通道4蛋白抗体和补体密切相关的一种累及视神经和脊髓的炎性脱髓鞘性疾病。激素是治疗急性NMO的一线药物，常用甲泼尼龙每日1000 mg，静脉滴注5天，继之以泼尼松口服，激素的减量需缓慢，甚至需要长期小剂量维持，以预防NMO的再次发作。

4. 急性播散性脑脊髓炎（ADEM）

ADEM是一种广泛累及中枢神经系统白质的急性炎症性脱髓鞘病，通常发生于感染、出疹及疫苗接种后。以往认为激素治疗对坏死性脊髓炎无效，对脱髓鞘性脊髓炎一般效果较好。研究发现早期足量使用激素能减轻脑和脊髓的充血和水肿，保护血脑屏障，抑制炎性脱髓鞘过程。

5. 急性炎症性脱髓鞘性多发性神经病（AIDP）和慢性炎症性脱髓鞘性多发性神经病（CIDP）

临床循证医学认为无论是中等剂量、大剂量或冲击剂量的糖皮质激素治疗，对AIDP患者的功能恢复、脱机周期和死亡率等方面无效，目前已不使用激素治疗AIDP。CIDP是一种慢性进展的、临床表现与AIDP相似的免疫介导性周围神经病，一般要求病程至少持续2个月。激素对于运动型以外的CIDP均有一定效果，尤其在早期应用时，泼尼松是治疗CIDP的主要药物。

常用治疗方案：泼尼松每天1 mg/kg开始，每日晨顿服，起效后（通常为1～3个月后）缓慢减量。症状严重者也可以予以甲泼尼龙1 g冲击治疗，3～5天改口服泼尼松，缓慢减量。

（二）中枢神经系统感染

许多研究表明激素作为辅助治疗，在正规抗病原体治疗前提下，可以通过控制炎性反应，减少组织水肿，从而减少颅内感染时脑组织、脑膜的损害，降低后遗症的发生率。但一般只在重症情况下使用，多采用早期、大量和短暂的给药原则。

1. 单纯疱疹病毒性脑炎

对于病情危重、头颅 CT 见出血性坏死灶以及脑脊液白细胞和红细胞明显增多者，可酌情使用激素，以控制炎症和减轻水肿。

2. 化脓性脑膜炎

有 meta 分析发现激素可明显减少肺炎链球菌脑膜炎死亡率，并减少流感嗜血杆菌脑膜炎引起的听力下降，对于病情较重且没有明显激素禁忌证的患者可起到抑制炎性细胞因子的释放、稳定血脑屏障、减少脑膜黏连的作用。常用方法：地塞米松每天 10～20 mg，静脉滴注 3～5 天。

3. 结核性脑膜炎

当颅内压增高合并脑积水、血管炎、蛛网膜炎、脑脊液中蛋白浓度极高、结核球伴周围水肿、视觉损伤及肾功能不全等情况时，激素作为结核的辅助方法可改善预后，但其作用仍有很大争议。常用方法：地塞米松每天 5～10 mg，静脉滴注维持 4～8 周。

（三）其他神经系统疾病

1. 脑损伤（brain injury）

脑损伤是各种原因所致细胞损伤的总称，包括缺氧性脑病、中毒性脑病。感染中毒性脑病、脑出血、脑梗死、创伤性脑损伤等。重症脑损伤表现为较长时间的昏迷，格拉斯哥昏迷评分 < 8 分。大剂量激素有稳定细胞膜、降低毛细血管通透性、清除自由基、减轻脑水肿和提高颅内顺应性作用。

2. 颅内压升高（ICH）

引起颅内压升高的主要因素包括：①脑脊液增多，见于交通性与非交通性脑积水；②血液增多，如脑血管扩张与蛛网膜下腔出血；③脑组织体积增大，如脑水肿；④颅内占位性病变，如血肿、肿瘤与脑脓肿等。糖皮质激素有稳定细胞膜、保护或修复血脑屏障、降低毛细血管通透性等作用，对减轻血管源性脑水肿有效。

3. 多发性肌炎（PM）

PM 多因病毒感染和自身免疫功能异常引起的弥漫性骨骼肌炎症性疾病。到目前为止，激素仍然是治疗 PM 的首选药物，且应进行首次或早期冲击治疗，效果更佳。

常用方法：重症患者可使用甲泼尼龙每日 1000 mg，冲击 3～5 天，然后减量，改为口服泼尼松，之后酌情减量至维持剂量，维持 1～3 年。如果激素治疗无效或复发，则需联合其他免疫抑制剂，如硫唑嘌呤。如果在减量过程中或应用维持量过程中出现病情复发加重，则重新采用大剂量冲击。

三、糖皮质激素临床应用中需共同关注的问题

1. 各种疾病与不同的病情在治疗使用激素的时候，要考虑激素治疗的指征、用药时机、用药疗程、用药剂量、联合用药等相关问题，权衡利弊。

2. 无论是大剂量短程治疗还是长程用药，都要严格监护皮质类固醇的不良反应，如库欣体型、体重增加、高血压、生长抑制、继发感染及胃出血等不良反应。

3. 长期大剂量用药，应给予氯化钾，以防血钾过低；加服钙剂和维生素 D，以防低钙和惊厥；注意胃肠保护；给予充足的蛋白质和热量，以补偿蛋白质的分解。

四、副作用

虽疗效较好，但长期应用的不良反应及危险性也不容忽视。约 66.7% 患者有不同程度的不良反应，如库欣体型（33%）、白内障（26%）、体重增加（18%）、糖尿病和高血压、股骨头无菌性坏死、胃肠道出血、低血钾。

1. 会引起水、电解质平衡紊乱，水、钠潴留。某些敏感患者会有充血性心力衰竭、钾离子丢失、低钾性碱中毒。高血压患者应限钠，补钾和钙。

2. 肌肉骨骼系统肌无力、类固醇性肌病、骨质疏松、压缩性脊柱骨折、无菌性坏死、病理性骨折。

3. 胃肠道消化道溃疡可能穿孔或出血，会引起消化道出血、胰腺炎、食管炎、肠穿孔。

4. 会妨碍伤口愈合，造成皮肤薄脆、瘀点和瘀斑。反复局部皮下注射可能引起局部皮肤萎缩。

5. 会引起神经系统颅内压增高、假性脑肿瘤、癫痫发作，可能出现精神症状（欣快、失眠、情绪变化、个性改变，重度抑郁到精神病表现），眩晕。

6. 会造成内分泌系统月经失调，出现库欣体态，抑制儿童生长，抑制垂体-肾上腺皮质轴，糖耐量降低，促发潜在的糖尿病，增加糖尿病患者对胰岛素或口服降糖药的需要量。减少葡萄糖的利用，使血糖升高。伴血压升高和水潴留。肥胖，脂肪的分解和重新分布，多毛。糖尿病患者不能隔日用泼尼松（强的松），因继发血糖波动过大。

7. 眼长期使用可引起后囊下白内障、青光眼（可能累及视神经），并增加眼部继发真菌或病毒感染的机会。为防止角膜穿孔，对于眼部单纯疱疹病毒感染者应慎用肾上腺糖皮质激素。还可引起眼内压增高，眼球突出。

8. 因其具蛋白质分解作用，释放出来的氨基酸通过糖原异生作用，在肝脏内转化为葡萄糖和糖原导致血糖增高和葡萄糖尿。蛋白质过度分解造成负氮平衡，这可致肌病。表现为肌无力、伤口愈合能力减弱、皮肤变薄、血管变脆、骨质疏松等。此种肌毒性在氟化类激素中曲安西龙更明显；因为一些肌肉中AGCS受体对氟化类激素亲和力更强，其肌肉不良反应也更明显，且脂肪代谢对四肢脂肪有分解作用，而对头、颈、胸部脂肪有合成作用，这样致脂肪重新分布，结果使脂肪由四肢向头、面、躯干集中，而呈向心性肥胖。

9. 免疫系统会掩盖感染，使潜在感染发作，致机会性感染，故应注意感染病灶的扩散和继发性感染。可能抑制皮肤反应，而使某些药物等皮肤试验呈假阴性反应。

10. 影响不良反应频度和强度的因素包括肾上腺糖皮质激素种类的选择、剂量、每天使用的频度、应用期限。

第十六节　大剂量静脉免疫球蛋白（IVIg）在神经系统中的应用

免疫球蛋白制剂是从大量健康人群混合血浆中加入硫酸铵及酒精，自其沉淀物中分离、提取、纯化制备而成，主要含有四种亚类的IgG单体分子及微量的IgA，其IgG四种亚类的构成比与正常人血浆相似。

一、药理作用

（一）免疫抑制和免疫调节

IVIg治疗神经系统自身免疫性疾病的作用可能与免疫抑制和免疫调节双重作用以及调节免疫网络功能有关。

1. IgG免疫球蛋白具有与特异性抗原结合的特征。

2. 竞争性抑制抗髓鞘IgM抗体，在抗独特型反应位点发挥竞争性抑制抗髓鞘IgM抗体作用。

3. 免疫球蛋白还有固定补体、中和或封闭巨噬细胞膜上Fc段受体、抑制巨噬细胞在免疫发生过程中的活化调节作用，能够通过胎盘为胎儿提供免疫保护作用的球蛋白。

4. IVIg中包含抗基因型抗体，结合及下调产生抗原相应抗体的B细胞，减少自身抗体的产生。

5.有促进修复神经髓鞘的功能。

6.抑制T细胞或NK细胞而降低病理性免疫应答。

二、临床适应证

表6-4 IVIg在神经系统疾病中的推荐级别

疾病		美国过敏、免疫和哮喘协会	加拿大血液和血液制品咨询委员会	澳大利亚国家血液管理局
		推荐级别	推荐级别	推荐级别
可获益或可能获益疾病	吉兰-巴雷综合征(GBS)	Ia	1a	1
	慢性炎性脱髓鞘性多发性神经根神经病(CIDP)	Ia	1a	1
	多灶性运动神经病(MMN)	Ia	1a	1
	Lambert-Eaton综合征(LEMS)	Ib	1b	2a
	重症肌无力(MG)	Ib	1b	1
	僵人综合征(SMS)	Ib	1b	2a
	多发硬化(MS)	Ia	1a	2a
	急性散播性脑脊髓炎	Ⅲ	1b	2a
	斜视性阵挛-肌阵挛	Ⅲ	4	4a
	儿童难治性癫痫(ICE)	Ia		2a
	多发性肌炎和皮肌炎		1b	2a

续表

疾病		美国过敏、免疫和哮喘协会	加拿大血液和血液制品咨询委员会	澳大利亚国家血液管理局
		推荐级别	推荐级别	推荐级别
不可获益疾病	IgM单克隆丙种球蛋白相关神经病	Ib	2c	
	肾上腺脑白质营养不良	Ib	2b	4b
	萎缩性脊髓侧索硬化症	Ⅲ	4	4b
	POEMS综合征	Ⅲ	4	

三、副作用

1. IgA缺乏过敏。在用IVIg之前应先查血清IgA。因供静脉用的IVIg中含IgA，而IgA缺乏者可能对IVIg发生过敏反应。

2. 应尽量避免用于已有肾功能不良的糖尿病患者，由于此类患者已发生过继发于急性肾小管坏死的肾衰竭。

3. 输液反应。许多患者（50%）发生头痛、弥漫性肌痛、发热、血压波动和感冒样症状。这些副作用的处理，可在每次静脉输入IVIg之前30 min，先预防性地给予抗过敏药物。

4. 白细胞减少。常见白细胞减少，但很少有临床意义。

5. 电解质紊乱，血液黏稠度增高。老年人有发生电解质紊乱或因血液黏稠度增高而发生脑血管病之可能。

6. 头痛、畏寒、心悸及胸部不适等。常见的有头痛、畏寒、心悸及胸部不适等，多发生在治疗后1 h，减慢注射速度可避免发生这些症状。疲劳、发热和恶心多出现在输液后，可持续24 h。皮肤反应常发生在2~5天。也可触发偏头痛，诱发无菌性脑膜炎。因其增加血液黏稠度可诱发脑卒中及深部静脉血栓形成致肺栓塞。对有心血管疾病和充血性心力衰竭者、老年人、糖尿病及肾脏病等患者，输液的速度要慢。

7. 多发性脑梗死、无菌性脑膜炎或心肌梗死等。少数患者确有无菌性脑膜炎。罕见有血栓性并发症（如卒中、心肌梗死），可能与血液高黏稠度有关。

四、禁忌证

1. 过敏史者。对人免疫球蛋白过敏或有其他严重过敏史者。

2. 选择性 IgA 缺乏者，尤其是有 IgA 抗体的选择性 IgA 缺乏者。

五、注意事项

1. 本品专供静脉注射。

2. 禁止与其他药物混合输用。应严格单独输注，禁止与其他药物混合输用。

3. 若制品显现絮状物、混浊、沉淀或有异物，及瓶子有裂纹，有过期失效等情况不可使用。

4. 制品开启后需一次输完，不得分次或给第二人输用。

5. 制品颜色异常者，严禁使用。

6. 2～8℃避光保存及运输，严禁冰冻。

7. 有系统性疾病而致严重酸、碱代谢紊乱患者应慎用。

8. 一般无不良反应，极个别患者在输注时出现一过性头痛、心慌、恶心等反应，可能与输注速度过快或个体差异有关。上述反应大多轻微，且常发生在输注开始后 1 h。建议在输注全过程定期观察患者的一般情况和生命体征，必要时减慢或暂停输注，一般无须特殊处理可自行恢复。个别患者可在输注结束后发生上述反应，一般在 24 h 内自行恢复。

六、用量、用法和疗效

一般应用IVIg 0.4 g/kg（一日）静脉点滴，连续5天为一个疗程。开始滴注速度为1.0 ml/min（约为20滴/min），持续15 min后若无不良反应，可逐渐加快速度，最快滴注速度不得超过3～4 ml/min。一般IVIg自慢速开始，初为40 ml/h，以每30 min增加10～15 ml的速度增至100 ml/h。直接静脉注射或以5%葡萄糖溶液稀释1～2倍做静脉注射。一般认为有效，可缩短病程。

七、临床应用

（一）炎性脱髓鞘性多神经病

1985年，因为其他免疫介导性疾病IVIg治疗有效，于是也把它用于急性炎性脱髓鞘性多神经病患者。

1. IVIg治疗急性炎性脱髓鞘性多神经病，按功能评定临床疗效分级及临床疗效起效时间均优于肾上腺糖皮质激素和血浆交换。临床神经功能每提高一级的平均时间为27天，短于血浆交换组（41天），较少发生并发症。

（1）急性炎性脱髓鞘性多神经病。以0.4 g/kg（一日），连用5天治疗，复发时可重复应用。

（2）慢性炎性脱髓鞘性多神经病。用0.4 g/kg（一日），连用5天，若病情缓解，则于病情再次加重时给予0.4 g/kg（一日）×1（日），以后每3～4周重复一次，若病情较重，则可每1～2周重复一次。

2. 与肾上腺糖皮质激素冲击联合应用效果优于单用大剂量静脉免疫球蛋白。

3. 疗效。慢性优于急性炎性脱髓鞘性多神经病。

4. 适应证。可以有效治疗肾上腺糖皮质激素冲击和血浆交换等治疗无效的慢性炎性脱髓鞘性多神经病。

5. 对于病情活动、四肢受累及脑脊液寡克隆区带阳性的慢性炎性脱髓鞘性多神经病疗效较好。

（二）多发性硬化

1. 用法、用量常用的方案是，0.4 g/kg（一日），连用5天，每2个月重复一次，连用3年治疗复发缓解型多发性硬化。50 mg/kg（一日），连用2～3周治疗多发性硬化。复发缓解型多发性硬化。5 g/次，每2个月一次，连用12个月治疗复发缓解型多发性硬化。

2. 可预防和改善多发性硬化患者临床症状，降低多发性硬化复发率。

3. 优于肾上腺糖皮质激素 IVIg 治疗多发性硬化，仅在按 Kurtzki 功能评价的临床分级方面优于肾上腺糖皮质激素，在临床疗效和临床起效时间方面无明显差异。

4. 实验性自身免疫性脑脊髓炎临床和病理均证实，IVIg 不仅可预防实验性自身免疫性脑脊髓炎的发生，减轻临床症状，缩短病程，而且可促进髓鞘再生。

（三）重症肌无力

1. 适应证。病情较重的危象患者，其他疗法救治无效，有一定症状又急需做胸腺摘除术者。

2. 疗效。用IVIg治疗重症肌无力的疗效各家报道不一，多数认为IVIg是一种起效快的治疗方法。

（四）多灶性运动神经病

1. 适应证。对肾上腺糖皮质激素和血浆交换疗法几乎无反应者，用IVIg却可显著改善其临床症状，并能逆转其电生理学传导障碍。该疗法在其他神经系统疾病的应用还包括肌无力综合征、球后视神经炎、僵人综合征及不同类型的癫痫发作。既往有报道对肌萎缩侧索硬化无效，但近来有文献提示能使异常电生理轻度恢复。对重症疾病导致的周围神经病和肾上腺白质营养不良无效。

2.联合用药。为保证疗效,维持病情稳定,可同时使用免疫抑制药物如环磷酰胺等。

（五）皮肌炎

1.适应证。有作者认为该疗法是肾上腺糖皮质激素治疗禁忌或抵抗患者的补救措施。

2.疗效。一组有关皮肌炎的双盲对照研究中,8例用0.4 g/kg（一日）,每月5天治疗,连续5个月,与接受糖盐水治疗的对照组比,从第2周开始出现神经肌肉功能改善,肌力明显改善。

（王天红）

第七章 神经病学常用量表

第一节 概述

量表从内容分为症状量表和诊断量表，前者可作为病例的一般资料，作为病人的入组标准，是评定疗效最常用的量表；后者主要用来帮助建立诊断或为诊断提供参考。从评定方式分为大体评定量表和症状（分项）评定量表、自评与他评量表、观察量表与检查量表。根据量表的编排方式可分为数字评定量表和描述性评定量表，或描述和数字量表结合。量表是用于诊断、疗效评定、功能评定的工具。量表不能代替临床诊断。

一、量表的基本要求

1. 效度好

内容能充分体现要求，以下术语用来描述效度的各种类型和方面。

（1）表面效度：是测量者和被测量者表面上的一致性。

（2）构思效度：是测量结果在多大程度上符合理论预期结果。例如：要评价患侧腿的肌力、肌张力对步态的影响，单纯测量肌力、肌张力应该与步态的异常情况相符；若不相符，则此种测量方法不能有效地达到目的；若非常完美的符合，此种测量方法是多余的。

（3）相对标准效度：是在多大程度上测量值符合外部标准值。这种外部的标准是另一种广为接受的测量或观点，然而，并不总是"金标准"，也许将来会有更好的测量评分来代替它。

（4）满意效度：多项测量在多大程度上包容课题的各个方面、并避免带入无关的内容。

（5）生态效度：测量的内容在多大程度上被使用，使每个条目的备选答案均有可能被选中。

2. 信度高

病人的情况不变，他的量表分数应当不变。

3. 能重复

疾病无变化，同一个病人应当从同一或不同观察者那里得到相同的分数。

4. 可接受性

平均完成时间（少于 15 min），稍加训练即能方便有效地使用。有些量表失败是因为它需要太长的时间去评定。临床医生和病人都不愿意花太长的时间评定量表。有些量表是在门诊使用的，这更需要高效率的量表。

5. 一致性

多中心研究需要统一量表，统一标准和评定方法，进行一致性培训。

二、量表评定的实施过程

不同的量表适合不同的对象，除了病种外，还有年龄或住院和门诊的限制。量表评定的时间有一定范围的限制，如症状量表多数为评定检查当时或过去 1～2 周内的情况。各量表对评定员的要求不一，一般要求受过有关量表评定的训练。

量表评定的实施分四个阶段：

1. 准备阶段

对评定者进行系统训练，选择适合的评定工具及评定场地的准备。

2. 量表的填写过程

先填背景资料、诊断或申请理由。

（1）自评量表。解释指导语、目的、内容、时限、频度和严重程度。

（2）他评量表。包括直接评定（自己通过系统观察的观察印象）和间接评定（通过知情者）。

（3）结果换算。量表各项目评分需要累加为因子分和总分，这些均为原始分。很多量表要求进一步转换成各种形式的标准分或百分位，还做加权处理，转换分比较有意义（通过查表）。

（4）评定结果的解释和报告。为了达到评定量表的使用目的，需要对各种评定结果进行分析综合、提出结论，并对其意义进行解释。对个体某方面总的状况，总分即可，评定用语要精确明了，解释合理。对某个群体评定结果报告，需要进行大量的统计学处理。

第二节 意识水平量表

一、格拉斯哥昏迷评分 (Glasgow Coma Scale, GCS)

1. 介绍

GCS是为脑外伤病人制定的昏迷量表，也常用于脑卒中病人，多用于评估昏迷病人。最初的评分与脑损伤的严重性和预后有关。

2. 量表内容

表7-1　格拉斯哥昏迷量表

项　目		评　分
睁　眼	自己睁眼	4
	大声提问时睁眼	3
睁　眼	捏患者时睁眼	2
	捏患者时不睁眼	1
运动反应	可以执行简单命令	6
	捏痛时能拨开医生的手	5
	捏痛时能抽出被捏的肢体	4
	捏痛时呈去皮质强直	3
	捏痛时呈去大脑强直	2
	毫无反应	1
言语反应	能正确会话,告诉医生他在哪、他是谁以及年和月	5
	言语错乱,定向障碍	4
	语言能被理解,但无意义	3
	能发声,但不能被理解	2
	不发声	1

3. 解释

（1）最大得分15分，预后最好。

（2）最小得分3分，预后最差。

（3）8分或以上恢复机会大。

（4）3～5分潜在死亡危险，尤其是伴有瞳孔固定或缺乏眼前庭反射。

二、匹兹堡脑干评分（PBSS）

1. 介绍

匹兹堡脑干评分能用于评估昏迷病人的脑干反射。

2. 量表内容

表7-2　匹兹堡脑干评分量表

脑干反射	表现	分数
睫毛反射	两侧都有	2
	两侧消失	1
角膜反射	两侧都有	2
	两侧消失	1
玩偶眼反射	两侧都有	2
	两侧消失	1
右侧瞳孔对光反应存在	存在	2
	缺乏	1
左侧瞳孔对光反应存在	存在	2
	缺乏	1
咽反射或和咳嗽反射	存在	2
	缺乏	1

3. 解释

（1）匹兹堡脑干评分=各反射得分之和。

（2）最小得分：6分。

（3）最大得分：12分。

（4）分数越高越好。

三、创伤昏迷CT分类

1. 介绍
外伤性昏迷病人的CT表现可以用于病人分类和评估预后。

2. 量表

表7-3　创伤昏迷CT分类量表

定义	分类
CT上无可见颅内病变	弥漫性损伤Ⅰ
①中线移位0~5 mm,但脑池仍可见损伤性密度变化 ②没有高密度或混杂密度损伤 > 25 ml ③可能有骨折或异物	弥漫性损伤Ⅱ
①脑池受压或消失,伴中线移位0~5 mm ②没有高密度或混杂密度损伤 > 25 ml	弥漫性损伤Ⅲ(肿胀)
①中线移位 > 5 mm ②没有高密度或混杂密度损伤 > 25 ml	弥漫性损伤Ⅳ(移位)
任何需要外科治疗的损伤(硬膜外血肿、硬膜下血肿、大脑内血肿)	已清除的大面积损伤
高密度或混杂密度损伤 > 25 ml,不需要外科治疗	未清除的大面积损伤

四、Alberta 卒中操作早期急性卒中分级 CT 评分(ASPECT)

1. 介绍
Alberta 卒中操作早期CT评分（ASPECT）是急性前循环卒中的标准CT分级系统。

2. 内容

（1）CT检查皮层下结构区域

①尾状核 （C）；

②豆状核 （L）；

③内囊 （IC）；

（2）CT检查大脑中动脉皮层

④大脑中动脉前皮质区 （M1）；

⑤岛叶皮质 （I）；

⑥大脑中动脉岛叶外侧皮质区 （M2）；

⑦大脑中动脉后皮层区 （M3）；

⑧M1上方的大脑中动脉皮层 （M4）；

⑨M2上方的大脑中动脉皮层 （M5）；

⑩M3上方的大脑中动脉皮层 （M6）；

⑪大脑前动脉区 （A）；

⑫大脑后动脉区 （P）；

⑬脑干区，包括延髓、脑桥和中脑 （Po）；

⑭小脑区，包括小脑半球、蚓部 （Cb）。

（3）评分

最初分值：14分，早期缺血改变每累及一个区域减1分。

ASPECTS评分=14－所有14个区域总分

3. 解释

（1）最低分：0，最高分：14，得分越高，预后越好。

（2）前10项评分总分为10分。0分提示弥漫性缺血累及整个大脑中动脉。评分＞7提示病人3个月后很有希望独立生活，而≤7提示病人不能独立生活或死亡的可能性大。如果溶栓治疗后AS-PECTS分≤7，其脑出血的危险性是评分＞7的患者的14倍。

第三节 卒中量表

一、Orgogozo量表

1. 介绍

Orgogozo量表也称为大脑中动脉梗塞神经病学量表，是一个用于测量大脑中动脉梗塞病人功能缺损程度的神经功能缺损量表。

2. 内容

表7-4　Orgogozo量表

检查项目		评分
意识	完全清醒	15
	困倦,可唤醒	10
	对语言刺激有反应,但不能完全清醒	10
	昏迷(仅对疼痛刺激有反应)	5
	昏迷	0
言语或发声	正常/无失语	10
交流	词汇有限或不连贯的言语 / 困难	5
	词汇比"是、不"多,但不成句 / 困难	5
	词汇仅有"是、不" / 完全困难或不能	0
眼运动 / 眼和头的移动	无凝视麻痹 / 无	10
	有凝视麻痹 / 凝视不能	5
	同向眼球凝视固定 /被动眼球凝视	0

检查项目		评分
面瘫	无 / 可疑 / 轻度麻痹	5
	有 / 麻痹 / 明显麻痹	0
上肢肌力 / 抬高(仅评患侧)	能抬臂,力量正常	10
	能抬臂,力量减弱	10
	屈肘抬臂	5
	能动,但不抗重力	0
	瘫痪	0
手肌力(仅评患侧)	力量正常	15
	全关节范围活动,力量减弱	10
	能活动,但手指不能触及手掌	5
	瘫痪	0
下肢肌力	力量正常	15
	可直抬腿,力量减弱	10
	屈膝抬腿	5
	平动,不能抗重力	0
	瘫痪	0
足背屈	抗阻力 / 正常	15
	抗重力	5
	足落下	0
上肢张力	正常(包括腱反射活跃)	5
	明显痉挛或软瘫	0
下肢张力	正常(包括腱反射活跃)	5
	明显痉挛或软瘫	0

3. 解释

得分可从0到100,100分为正常。病人由于上肢或下肢完全无力或张力异常而得分。面部异常评分所占比例最小。表中也没有意识模糊、视野、感觉缺损的评分。

二、Rankin 修订量表

1. 介绍

该量表是在1957年由 Rankin 首先提出的，评定的是独立生活水平，应用5级评分。它是通过询问病人的室内外日常生活活动情况，经过综合判定完成的。Swieter 等人进行了修改。

2. 量表及解释

表7-5   Modified Rankin Scale

分级	描述
0	完全无症状
1	尽管有症状,但无明显功能障碍,能完成所有日常职责和活动
2	轻度残疾,不能完成病前所有活动,但不需帮助能照顾自己的事务
3	中度残疾,要求一些帮助,但行走不需帮助
4	重度残疾,不能独立行走,无他人帮助不能满足自身需求
5	严重残疾,卧床、失禁,要求持续护理和关注

三、Barthel 指数（Barthel Index，BI）

1. 介绍

包括10项内容：进食，床椅转移，修饰，进出厕所，洗澡，平地行走，上、下楼梯，穿衣，大便控制，小便控制。每个项目根据是否需要帮助及其帮助的程度分为0、5、10、15四个等级，总分为100分。BI的信度和效度已经过广泛证实。BI是目前世界上应用最广、信度效度较佳的残疾量表，并可应用于急性期的预后研究。

2. 量表及解释

表7-6　Barthel 指数量表

项目	评分标准		
大便	0=失禁	5=偶尔失禁	10=能控制
小便	0=失禁	5=偶尔失禁	10=能控制
修饰	0=需帮助	5=独立洗脸、梳头、刷牙、剃须	
用厕	0=依赖别人	5=需部分帮助	10=自理
吃饭	0=依赖	5=需部分帮助(夹菜、盛饭)	10=全面自理
转移	0=完全依赖，不能坐	5=需大量帮助(2人)，能坐 10=需少量帮助(1人)或指导 15=自理	
活动（步行）	0=不能动	5=在轮椅上独立活动 10=需一人帮助步行(体力或语言指导) 15=独自步行(可用辅助器)	
穿衣	0=依赖	5=需部分帮助	10=自理(系开纽扣、穿鞋等)
上楼梯	0=不能	5=需帮助(体力或语言指导)	10=自理
洗澡	0=依赖	5=自理	

注：得分越高，独立性越好，依赖性越小。

四、美国国立卫生研究院卒中量表（the NIH Stroke Scale，NIHSS）

表7-7　美国国立卫生研究院卒中量表

项目	评分标准	评分
1 a. 意识水平	0=清醒,反应灵敏 1=嗜睡,最小刺激可唤醒,可回答问题 2=昏睡,强烈刺激可唤醒,反应迟钝 3=昏迷,软瘫。仅有反射活动或无反应	

续表

项目	评分标准	评分
1 b. 两项提问 (年龄、月份)	0=均回答正确 1=正确回答一项 2=两项回答均不正确	
1 c. 两项指令 (睁眼、伸手、握拳)	0=均回答正确 1=正确完成一项 2=两项均不正确	
2. 凝视	0=正常 1=不完全麻痹 2=完全麻痹	
3. 视野	0=无缺失 1=象限盲、部分偏盲有明显边界 2=完全偏盲 3=双侧偏盲	
4. 面瘫	0=正常 1=轻度(轻微) 2=中度(部分) 3=重度(完全)	
5. 上肢运动	0=上肢要求位置坚持10 s,无下落 1=上肢能抬起,但不能维持10 s,下落时不撞击床或其他支持物 2=能对抗一些重力,但上肢不能达到或维持坐位90°或卧位45°,较快下落到床上 3=不能抗重力,上肢快速下落 4=无运动 9=截肢或关节融合	右侧: 左侧:
6. 下肢运动	0=于要求位置坚持5 s,不下降 1=在5 s未下落,不撞击床 2=5秒内较快下落到床上,但可抗重力 3=快速落下,不能抗重力 4=无运功 9=截肢或关节融合	右侧: 左侧:

项目	评分标准	评分
7. 共济失调	0=正常 1=一侧肢体共济失调 2=双侧肢体共济失调	
8. 感觉障碍	0=正常 1=痛觉减退 2=痛觉缺失、触觉缺失	
9. 语言障碍	0=正常 1=轻到中度的言语表达和理解障碍 2=重度的言语表达和理解障碍 3=完全性失语	
10. 构音障碍	0=正常 1=构音不清 2=言语含糊	
11. 忽视症	0=正常 1=偏侧觉、触觉或听觉忽视 2=一种以上的忽视症	

注：①按表评分，记录结果。不要更改记分，记分所反映的是病人实际情况，而不是医生认为病人应该是什么情况。快速检查同时记录结果。除非必要的指点，不要训练病人（如反复要求病人做某种努力）。

②如部分项目未评定，应在表格中详细说明。未评定的项目应通过监视录像回顾研究，并与检查者共同探讨。

五、房颤病人卒中危险评估

1.介绍

一些危险因素会增加房颤病人卒中的危险。危险因素：（1）年龄；（2）并发疾病；（3）过去的病史。

2. 量表

表7-8　房颤病人卒中危险评估量表

年龄	并发疾病	危险度 (无抗凝治疗的一年危险度)
< 65 岁	无	低(一年危险度1%)
	高血压或糖尿病	中(一年危险度4%)
> 65 岁	无	中
≥75 岁	高血压或糖尿病	高(一年危险度8%)
任何年龄	TIA病史或脑血管病	高(一年率12%)
	左房大、左室功能受损、心内血栓、瓣膜损伤、左房室瓣钙化	高

注：65～74岁年龄段合并高血压或糖尿病的危险度不包括在上表内，如果使用该表，则这一情况为中度危险度。

3. 解释

（1）小于60岁且无危险因素：不用治疗或给予阿司匹林。

（2）低度危险：阿司匹林或华法林（INR 1.6～3.0）。

（3）中度危险：阿司匹林或华法林。

（4）高度危险：华法林（INR 2.5～3.0，如果年龄≥75岁，考虑1.6～2.5s），或阿司匹林。

（5）预防 TIA 或 CVA：华法林（INR 2.5～4.0），或华法林（INR2.5）+阿司匹林

预测性评分 =（2×饮酒评分）+（1.5×足底反应评分）+（3×头痛评分）+（3×高血压病史评分）-（5×一过性神经功能缺损评分）-（2×外周动脉病评分）-（1.5×高脂血症评分）-（2.5×入院时房颤评分）

六、SAH的Hunt and Hess分级

1. 介绍

蛛网膜下腔出血的病人可根据临床表现进行分级，从而对手

术风险和病人的预后进行评估。

2. 量表

表7-9　SAH的Hunt and Hess分级量表

分级	神经功能状态
1	无症状
2	严重头痛或颈项强直,无神经功能缺损
3	昏睡,极轻的神经功能缺损
4	昏迷,中、重度偏瘫
5	深昏迷,去大脑状态

注：该表适用于非外伤性蛛网膜下腔出血病人。

第四节　日常生活能力检查量表

一、功能状态检查

1. 介绍

功能状态检查是根据患者现实生活中执行工作的能力评估患者的功能状态，包括日常生活能力量表ADLs和工具性日常生活能力量表IADLs，每个项目分3个等级。0级：完全独立执行；1级：轻度损害，需要帮助；2级：完全依赖他人帮助，但是二便失禁依据严重程度评分分级。

2. 内容

（1）应向患者的家属和护理人员询问患者的情况，应单独向护理人员询问患者的情况，这样可以使检查结果更准确，且不影响患者，不使患者产生痛苦感。

（2）应该严格掌握依赖性、独立性的评分标准。需要少许帮助，或者需要提醒吃药，评1分；即使给予全部的帮助，也不能完成任务，评2分。

（3）此量表检查时间为 5～10 min。

（4）ADLs 的可靠率为 0.84，IADLs 的可靠率为 0.87。

（5）注意不要直接向患者询问病情，因为这样操作准确性差。

（6）此量表临床应用广泛，包括认知功能异常的患者，但是对阿尔茨海默病人群的有效性差。选择正确的病人和护理人员是评定量表的关键。此量表可能造成评价不准确，然而其他的量表通过检查患者的实际操作能力可以避免偏差。

表7-10　日常生活能力检查量表

改良的日常生活能力/工具性日常生活能力量表 （ADL/IADL）	需要帮助的程度评分
日常生活能力（ADL）	
进食	
穿衣脱衣	
梳头、刮胡子	
行走	
上床或起床	
洗澡淋浴	
上厕所	
二便失禁 评分： 0：从不 1：1～2次/周 2：3次以上/周	
购物、洗澡、做家务和/或散步走动需要帮助	

总ADL评分	
用工具进行日常生活能力量表(IADL)	
使用电话	
乘车	
购物	
准备食物	
做家务	
吃药	
管理钱财	
总IADL评分	

3. 解释

评分标准：0：从不；1：轻度；2：全部。

二、功能性评估分级（FAST）

1. 介绍

此量表专为老年痴呆患者设计，分为7级，1级代表功能正常，7级代表严重痴呆，共有16个项目，每一级别代表特定的功能状态。应该向护理人员询问情况，检查需要15～20 min。

对于疾病的级别严重程度可以用FAST评估。FSAT通过强调日常生活能力因素，使临床工作者能够明了因护理工作而造成的患者的困难。此量表可以用于有认知行为症状的患者，对于早期痴呆患者可提供可信赖的等级情况，同时对于区别严重的认知行为功能异常具有敏感性。与其他功能量表共同应用可以检查患者的日常生活能力。

2. 内容

表 7-11　功能性评估分级(FAST)量表

等级	项　目
1	主动或者被动运动均无困难
2	抱怨忘记东西的位置,主动活动有困难
3	比同事工作能力明显下降,旅行困难,组织能力下降
4	执行复杂工作能力下降,例如:计划请客吃饭、管理个人财务(例如忘记付支票)、购物困难等
5	根据天气、季节或者场合选择适当的衣物需要帮助,例如如果没有帮助,总是重复穿或戴同样的衣物
6(a)	过去几周偶尔或者较频繁地发生,没有帮助不能穿适当的衣物(例如宴会时穿街装、穿错鞋、系纽扣困难)
(b)	过去几周偶尔或者较频繁地发生,不能适当地洗澡,(例如调试洗澡水的温度有困难)
(c)	过去几周偶尔或者频繁地发生,上厕所困难,(例如忘记冲水、不能擦拭干净)
(d)	过去几周偶尔或者较频繁地发生,尿失禁
(e)	过去几周偶尔或者较频繁地发生,便失禁
7(a)	言语困难,平均一天或者在检查时,只能说大约几个或者几句不同的可以理解的单词
(b)	言语困难,平均一天或者在检查时,只能说一个可以理解的单词(重复说一个单词)
(c)	丧失步行的能力(没有别人的帮助不能行走)
(d)	没有帮助不能站立(例如如果一侧肢体没有依靠,患者将跌到)
(e)	丧失笑的能力
(f)	不能自己抬头

3.解释

选择患者功能障碍的最严重级别。

第五节　周围神经病量表

一、主观周围神经病筛选（SPNS）

1.介绍

主观周围神经病筛选是对周围神经病进行自评的简单的筛选工具，国家变态反应性及感染性疾病研究院将其用于对艾滋病患者感觉性周围神经病的评估。

2.内容

症状：

（1）上肢的疼痛、刺痛或烧灼痛；

（2）下肢的疼痛、刺痛或烧灼痛；

（3）上肢的针刺痛；

（4）下肢的针刺痛；

（5）上肢的麻木感（无感觉）；

（6）下肢的麻木感（无感觉）。

记录每个症状的严重程度：

（1）上述症状从来没有出现过，一直正常；

（2）上述症状最近没有出现；

（3）若最近有上述症状出现，则从 1（轻度）到 10（最重）进行评分。

表7-12　周围神经病量表

最大严重程度得分	周围神经病分级
从来没有或最近没有	0
1～3	1
4～6	2
7～10	3

3. 解释

请患者对每个症状从1（轻度）到10（最重）进行评分。在存在/严重程度一栏中记下对每个症状的评分。若某个症状以前出现过，但最后一次就诊以来没有出现，则记为"最近无"。若某个症状从来没有出现过，则记为"总是正常"。

二、Lawn等鉴别格林-巴利综合征患者需机械通气的危险因素

1. 介绍

Lawn等人发现某些临床表现和肺功能变化与格林-巴利综合征患者是否需要机械通气有关。有这些表现的患者可能会得益于严密的监测和/或选择性插管。

临床表现：

（1）病情发展迅速；

（2）延髓功能障碍（咽反射损伤、构音障碍和/或吞咽困难）；

（3）双侧面部肌肉无力；

（4）自主神经功能障碍（包括无法解释的言语节律异常、血压波动、内脏或膀胱明显受累）。

2. 内容

肺功能表现的"阈值"：

（1）肺活量＜20 ml/ kg；

（2）最大吸气压＜3 kPa

（3）　最大呼气压＜4kPa

肺活量、最大吸气压和最大呼气压的改变定义为"20/30/40规则"。

3. 解释

连续观察肺功能表现（每天3次或更多以便发现情况的恶化）：

（1）　肺活量比基线水平下降超过30%；

（2）　最大吸气压比基线水平下降超过30%；

（3）　最大呼气压比基线水平下降超过30%。

三、格林-巴利综合征患者不良预后的危险因素

1. 介绍

一些因素被发现与格林-巴利综合征患者的不良预后有关，包括那些接受了血浆置换的患者。

2. 内容

不良预后的危险因素：

（1）　高龄（＞60岁）；

（2）　起病迅速；

（3）　需要机械通气（5级）；

（4）　远端运动神经电位的波幅显著下降（≤正常的20%）；

（5）　病前感染史（空肠弯曲杆菌感染引起的腹泻性痢疾，巨细胞病毒感染）。

3. 解释

存在以上一个或多个危险因素可能会使病程延长，并延缓康复的时间。

四、Smith等面神经麻痹评分

1. 介绍

Smith 等人设计了一个对面神经损伤后的功能水平进行分级

的简易量表。

观察区域：

（1）静止状态时的面部外观；

（2）额部（皱额时）；

（3）眼；

（4）口。

2. 内容

表 7-13　Smith 等面神经麻痹评分量表

正常功能水平	等级	得分
0%	0	0
1%～25%	I	1
26%～50%	II	2
51%～75%	III	3
76%～100%	IV	4

（1）原始表格在 0%、25%、50% 及 75% 处有重叠，故本文中对数值进行了调整以消除重叠；

（2）量表最后得分=所有 4 个区域的得分之和÷4。

3. 解释

（1）最低分：0；

（2）最高分：4（表示功能正常）。

五、Yanagihara 面神经麻痹分级系统

1. 介绍

Yanagihara 提出了一个评估面神经麻痹的分级系统，可以对一段时间内的功能恢复进行监测。

评估指标：

（1）静止状态下的面部外观；

（2）皱额；

（3）眨眼；

（4）轻闭眼；

（5）紧闭眼；

（6）受累侧眼睛的闭合；

（7）皱鼻；

（8）吹口哨；

（9）露齿笑；

（10）咬下唇。

2. 内容

表7-14 Yanagihara面神经麻痹分级系统

功能分级	得分（3级）	得分（5级）
完全麻痹	0	0
严重的功能障碍	n a	1
中度的功能障碍	2	2
轻度的功能障碍	n a	3
正常	4	4

总分=10个评估指标的得分之和；n a = not applicalble，不适用

3. 解释

（1）最低分：0；

（2）最高分：40；

（3）较理想的结果是从面神经麻痹开始的99天期间分数≥36。

第六节 癫痫和非发热性痫性发作

一、癫痫持续状态标准

1. 介绍

癫痫持续状态是一种严重的神经系统疾病的表现，发病率和死亡率很高，尤其是老年人。要将有害的结果降到最小就必须做出迅速的诊断和治疗。

2. 内容

惊厥性癫痫持续状态的标准包括以下两点或其中之一：一是持续的痫性发作≥30 min；二是两次或更多的发作之间无间歇。

恢复期非惊厥性癫痫持续状态的标准包括以下全部三点：

（1）意识水平下降（有时昏迷），不安或定向障碍；

（2）不存在临床上的惊厥性活动；

（3）脑电图（EEG）上持续的癫痫样发放。

与癫痫持续状态相关的原因：

（1）脑血管损伤；

（2）药物治疗或撤药；

（3）缺氧；

（4）酒精或药物的过量摄入；

（5）代谢障碍；

（6）脑膜脑炎；

（7）致癫痫药物，包括环孢霉素或头孢菌素，特别是对存在可引起药物聚集的肾脏衰竭或其他原因的患者。

非惊厥性癫痫持续状态可分为：

（1）全身失神发作；

（2）复杂部分性发作。

二、Das等无原因突发的单一癫痫发作低危复发标准

1. 介绍

Das等人发现某些因素与无原因突发单一痫性发作的患者复发的低危险性有关。

2. 内容

具有无原因突发单一痫性发作后低危险性复发的患者应具备以下条件:

(1) CT扫描正常;

(2) EEG正常;

(3) 发作时间短暂;

(4) 距离第一次痫性发作超过3个月时间;

(5) 是否已开始治疗;

(6) 无痫性发作家族史。

需要排除以下情况:围产期窒息、CNS感染、头外伤、中风、精神发育迟缓、脑瘫或神经系统局部病变。

EEG显示(α)波形无特殊表现或局部痫样发放的患者复发率高,而那些一般慢波的患者不会复发。

3. 解释

本文中未说明抗痫药物治疗何时可停止。

三、癫痫发作严重程度量表(NHS3)

1. 介绍

癫痫发作严重程度量表(NHS3,其中S3指的是癫痫发作严重程度量表)可用于确定癫痫患者发作的严重程度及评价临床试验中抗癫痫药物的疗效。

根据最后一次就诊以来的发作情况对患者各种发作类型(3种)的以下指标进行记录:

（1）全身性惊厥；

（2）摔倒在地（包括从床上摔落）；

（3）受伤；

（4）大小便失禁；

（5）伴先兆的意识丧失；

（6）恢复到正常功能所需的时间；

（7）自动症。

2. 内容

表7-15　癫痫发作严重程度量表（NHS3）

指标	各发作类型中的临床表现	得分
全身性惊厥	存在	4
	无	0
摔倒	从来没有	0
	偶尔	2
	经常	3
	几乎总是	4
	总是	4
受伤	无	0
	轻度受伤或轻度头痛	2
	咬到舌头或严重头痛	3
	烧伤、烫伤、切割伤、骨折	4
大小便失禁	从来没有	0
	偶尔	2
	经常	3
	几乎总是	4
	总是	4

续　表

指标	各发作类型中的临床表现	得分
意识丧失	无先兆	2
	有时有先兆	1
	几乎总是有先兆	0
	总是有先兆	0
	无意识丧失	0
	只在睡眠时发作	0
恢复的时间	< 1 min	0
	1～10 min	1
	11～60 min	2
	1～3 h	3
	> 3 h	4
自动症	无	0
	轻度或局部阵挛	2
	严重分裂	4

NHS3得分=所有指标的得分之和 + 1

3. 解释

（1）最低分：1；

（2）最高分：27；

（3）分数越高，发作程度越严重；

（4）上述情况出现频率小于25%，则描述为偶尔；

（5）在25%～50%之间，则描述为经常；

（6）若仅有一次癫痫发作且上述情况在此次发作中出现，则描述为几乎总是或总是；

（7）根据最严重的损伤情况对受伤程度进行评分。

第七节　锥体外系疾病量表

一、特发性震颤的临床诊断标准

1. 介绍

特发性震颤是一种老年人易患的可致残的疾病。根据临床特点可以做出诊断。

特发性震颤的临床特点：

（1）发病的平均年龄大于70岁。

（2）动作性（运动不能性或姿势性）震颤：上肢持续伸展时随意运动时出现。

（3）远端震颤：腕部振幅最大，肩部最小。

（4）手部震颤是有规律的震动（有节律而非无规则的，以及抖动），频率常为 $4\sim12\ Hz$。

（5）稍有不对称。

（6）30%～50% 的患者有家族史，属常染色体显性遗传病。

（7）除了上肢，震颤还可累及头、声音、躯干及下肢。

（8）由于手部震颤无法控制，经常会致残。

2. 内容

明确诊断为特发性震颤的标准包括以下所有情况：

（1）一侧或双侧上肢的中等振幅的姿势性震颤。

（2）震颤出现在以下4个或更多的动作中，如：①倒水；②用勺喝水；③喝水；④指鼻动作；⑤画螺旋。

（3）震颤妨碍了日常生活中的一个或多个活动。

（4）药物治疗（锂、泼尼松、左甲状腺素、β_2-肾上腺素能支气管扩张剂、丙戊酸盐、选择性5-HT再摄取剂，其他），咖啡因、尼古丁和酒精不是引起震颤的原因。

（5）其他神经系统疾病不是引起震颤的原因。

可能诊断为特发性震颤的标准：

（1）患者的情况不符合以上的明确的诊断标准。

（2）存在以下一种或两种情况：

一是震颤出现在以下4个或更多的动作中，如：①倒水；②用勺喝水；③喝水；④指鼻动作；⑤画螺旋。二是存在头部震颤。

（3）药物治疗（锂、泼尼松、左甲状腺素、β_2-肾上腺素能支气管扩张剂、丙戊酸盐、选择性5-HT再摄取剂，其他），咖啡因、尼古丁和酒精不是引起震颤的原因

（4）其他神经系统疾病不是引起震颤的原因。

在可能诊断为特发性震颤的标准中如何应用手部震颤的表现，作者不十分确定。手部震颤或者可以作为上肢震颤的替代标准（两者均非必需），或者可用于当上肢震颤在少于4个动作中出现时，在实践中作者使用后一种解释。

二、帕金森病分级量表 （PDRS）

1.介绍

Webster 根据帕金森病患者的10个临床表现设计出了一个分级量表。该量表可以提示疾病及临床损伤的严重程度。量表在一段时间内的变化能够反映由于疾病进展或治疗干预引起的变化。其指标有：

（1）手部的运动迟缓（包括书写）；

（2）强直；

（3）姿势；

（4）上肢摆动；

（5）步态；

（6）震颤；

（7）面容；

（8）皮脂溢；

（9）言语；

（10）自理。

2. 内容

表7-16　帕金森病分级量表（PDRS）

症状	表现	评分
手部的运动迟缓	无	0
	可发觉的旋前-旋后速度减慢,拿工具、扣纽扣及书写开始出现困难	1
	一侧或两侧旋前-旋后速度中度减慢,手功能中度受损,书写严重障碍,出现写字过小征	2
	旋前-旋后速度重度减慢,无法书写或扣纽扣,手拿器皿明显困难	3
强直	未察觉到	0
	颈部和肩部肌肉可发觉到强直,出现激发现象,一侧或双侧上肢出现轻度的、阴性、静止性强直	1
	颈部和肩部肌肉中度强直,未处于药物治疗过程中的患者出现静止性强直	2
强直	颈部和肩部肌肉重度强直,药物治疗对静止性强直无效	3
姿势	正常姿势,头向前屈不到10 cm	0
	开始呈现脊柱强直,头向前屈超过12.5 cm	1
	开始出现上肢屈曲,头向前屈15 cm,一侧或双侧上肢上抬但仍低于腰部	2
	出现类人猿姿势;头向前屈超过15 cm;一侧或双侧上肢上抬到腰部以上;手呈明显屈曲,指间分开;膝部屈曲	3
上肢摆动	双上肢摆动佳	0
	一侧上肢摆动明显减少	1
	一侧上肢无法摆动	2
	双上肢均无法摆动	3

症状	表现	评分
步态	大步行走,跨度45~75 cm;转身不费力	0
	步距缩短,每步30~45 cm;脚后跟开始相碰;转身速度减慢,需几步才完成	1
	步距缩短到15~30 cm,两个脚后跟开始强烈击打地面	2
	开始拖动行走,步距小于7.5 cm,偶有拖步或前冲步态,用脚趾走路,转身非常缓慢	3
震颤	无可察觉到的震颤	0
	静止时的四肢或头部,或者是行走时或指鼻试验时的一只手可观察到震颤幅度小于2.5 cm的震颤运动	1
	最大的震颤幅度未超过10 cm;非持续的严重震颤,且患者仍保留对手的部分控制	2
	震颤幅度超过10 cm;持续的严重震颤;除单纯的小脑损伤外,清醒时震颤无法消失;不能书写及自己吃饭	3
面容	正常,功能完善,无凝视	0
	轻微的可察觉到的面部表情减少,嘴唇仍闭合,开始出现焦虑或沮丧的面貌特点	1
	中度固定,情感爆发阈值明显提高,两唇有时分开,焦虑与沮丧的面貌较明显,出现流涎	2
	面具脸,两唇张开≥7.5 cm,严重流涎	3
皮脂溢	无	0
	出汗增多,分泌物稀薄	1
	油脂明显增多,分泌物较稠厚	2
	显著的皮脂溢,整个脸部和头皮被厚厚的分泌物覆盖	3

续 表

症状	表现	评分
言语	清晰,大声,洪亮,易被人理解	0
	声音轻度嘶哑,无音调变化,不洪亮;音量正常,易被理解	1
	中度嘶哑伴无力;持续单音调、单音量;轻度构音障碍,迟疑,口吃,难以理解	2
	明显嘶哑无力,极难被听见及理解	3
自理	无影响	0
	仍能完全自理,但穿衣速度明显减慢;可以独自生活,可以工作	1
	在某些关键事情上需要帮助;完成许多活动都非常慢,需耗费很长时间,但仍能自理	2
	一直残疾,无法独立穿衣、吃饭或行走	3

帕金森病分级量表得分等于以上所有10个指标的得分之和

3. 解释

（1）最低分：0；

（2）最高分：30；

（3）分数越高，疾病的严重程度及致残情况越重。

量表得分	致残
1～10	疾病早期
11～20	中度
21～30	重度或进行性

三、帕金森病Hoehne和Yahr分级评分量表

1. 内容

（1）一期

症状和体征只位于一侧；

症状轻微；

有不便症状但尚未残障；

一般表现为一个肢体震颤；

亲朋注意到姿势、运动、面部表情发生改变。

（2）二期

双侧症状；

轻微残障；

姿势和步态受影响。

（3）三期

身体活动明显缓慢；

行走或站立平衡早期缺损；

一般性功能严重失调。

（4）四期

症状严重；

有限范围内行走；

强直和运动徐缓；

不能单独行走；

震颤可以较早期轻微。

（5）五期

恶病质期；

完全不能自理；

无法站立或行走；

需要长期照顾。

2. 解释

此评分系统在很大程度上需帕金森病统一评分量表（更全面一些）进行补充。

四、帕金森病统一评分量表（UPDRS）

1. 介绍

帕金森病统一评分量表（UPDRS）在本文中总共列出六个分量表：第一分量表用于判断PD病人的精神活动、行为和情感障碍程度，第二分量表用于判断PD病人的日常生活能力，第三分量表用于判断PD病人的运动功能，第四分量表用于判断PD病人治疗一周内出现的治疗并发症，第五分量表用于判断PD病人病程中的疾病发展程度，第六分量表用于判断PD病人在活动功能最佳状态（"开"期）和在活动功能最差状态（"关"期）程度上的差别。通过这些量表的评判，仔细分析后可对PD病人的运动、日常生活能力、病程发展程度、治疗后的状态、治疗的副作用和并发症等方面做出一个十分客观的评判。所以此项评判对于研究工作来说是十分必要的。但是此项评判项目繁多，做一次评分计分要花许多时间，故在临床应用上有一定的不方便。为此，有人常常取其中几个分量表予以评判PD病人的疾病。其中最常用的分量表为第三分量表和第五分量表。

虽然此表内容项目繁多，分为几个部分，但总的评分项目具有连贯性，有统一编号。

2. 内容

UPDRS的第一分量表（UPDRS subscale 1）对于PD病人的精神活动、行为和情感障碍的评分。

下列项目中（1～17项）每一项目的计分值用0，1，2，3，4五个等级。分值越高，PD病人的症状越重。

（1）智能损害

0：正常。

1：轻度损害。有持续健忘，但保留对事物的部分记忆。无其他智能障碍。

2：中度记忆丧失。有定向障碍，中等程度的处理复杂问题发生困难。家务和家中活动受累，偶尔被人催促。

　　3：严重记忆丧失。有定向、时间、地点判断障碍。

　　4：严重记忆丧失。定向力全面障碍，仅保留对人的判断。不能处理和解决问题；不能单独生活，多处需人帮助。

（2）思维障碍（由于痴呆和药物中毒）

　　0：无思维障碍。

　　1：有生动的梦境。

　　2：有一般性不重的幻觉，并具洞察力。

　　3：偶尔或频发的幻觉或妄想，不具洞察力，以致影响日常生活。

　　4：一直有幻觉、妄想或明显精神障碍，不能自理。

（3）抑郁

　　0：无。

　　1：忧伤和内疚发生时间长于正常人，但不持续数周或数天。

　　2：长久性的抑郁，可持续一周或更长时间。

　　3：长久性的抑郁和自主神经症状（失眠、厌食、体重下降、缺乏兴趣）

　　4：长久性的抑郁和自主神经症状，有自杀意图或倾向。

（4）主动性

　　0：正常。

　　1：与正常比缺乏主见，显得被动。

　　2：缺乏主动性，对某些日常的特别活动缺乏兴趣。

　　3：缺乏主动性，对日常活动缺乏兴趣。

　　4：完全缺乏兴趣性，呈现退缩。

　　UPDRS的第二分量表（UPDRS subscale II） 对于PD病人的日常生活能力的评分。

（5）语言构音

0：正常。

1：轻度不清楚，但理解无困难。

2：中度不清楚，有时要求其重复陈述。

3：严重不清楚，经常要求其重复陈述。

4：大多数时候听不懂。

（6）唾液分泌

0：正常。

1：轻度唾液分泌过多，可出现夜间流涎。

2：中度唾液分泌过多，轻微流涎。

3：明显唾液分泌过多，有流涎。

4：明显流涎，经常用纸或手帕揩拭。

（7）吞咽

0：正常。

1：很少呛咳。

2：有时呛咳。

3：需要进软食。

4：需留置胃管或胃造瘘喂食。

（8）书写和笔迹

0：正常。

1：轻度缓慢或字迹变小。

2：中度缓慢或字迹变小，但各字均可辨认。

3：严重影响，字迹中并非所有字都可辨认。

4：大多数字不能辨认。

（9）刀切食物和持握餐具

0：正常。

1：有点缓慢和笨拙，但不需帮助。

2：虽然缓慢而笨拙，但能切大多数食物，需一些帮助。

3：需别人切食物、搛菜，但仍能缓慢进食。

    4：需要喂食。

（10）穿衣

    0：正常。

    1：有些缓慢，但不需要帮助。

    2：偶尔需要帮助其解纽扣和手臂伸入衣袖。

    3：需要相当多的帮助，仅能单独完成少数动作。

    4：完全需要帮助。

（11）盥洗

    0：正常。

    1：有些慢，但不需帮助。

    2：淋浴或坐浴需人帮助，其他盥洗可非常缓慢完成。

    3：洗面、刷牙、梳头去洗手间需人照料。

    4：需用导尿管及其他便器。

（12）卧床翻身和盖好被褥

    0：正常。

    1：有些缓慢和笨拙，但不需要帮助。

    2：能独自翻身或盖好被褥，但有很大困难。

    3：尽管能独自试翻身和盖被褥，但不能独立完成。

    4：需照料。

（13）跌倒（与僵直无关）

    0：无。

    1：很少跌倒。

    2：偶尔跌倒，平均每天少于1次。

    3：平均每天跌倒1次。

    4：平均每天跌倒1次以上。

（14）步行中僵住

    0：无。

    1：偶尔出现步行中僵住，仅在起步时呈犹豫状态（起步难或十分缓慢）。

2：偶尔行走中出现僵住，每天少于1次。

3：常有僵住，偶尔因僵住而跌倒。

4：常常因僵住而跌倒。

（15）步行

0：正常。

1：轻度困难，无手臂摆动或拖步。

2：中度困难，很少需要帮助或不需要支撑物。

3：严重行走困难，需支撑物。

4：即使有支撑物也不能步行。

（16）震颤

0：无。

1：轻度，不经常出现，病人不觉麻烦。

2：中度，给病人造成麻烦。

3：严重，干扰很多动作。

4：十分明显，而干扰大多数动作。

（17）与帕金森综合征有关的感觉诉述

0：无。

1：偶尔有麻、刺或轻度疼痛。

2：常有麻、刺或痛，并不使病人痛苦。

3：常有疼痛。

4：剧烈疼痛。

UPDRS的第三分量表（UPDRS subscale Ⅲ）下列运动检查表格中（18～31项）每一项目的计分值用0、（0.5）1.0、（1.5）2.0、（2.5）3.0、（3.5）4.0个等级的四个等级中有0.5的高低之差。检查PD病人运动体征得分越高，病情越严重。

（18）言语

0：正常。

1：言语的声调，发音音量轻度损害。

2：语音含糊不清，但能听懂。

　　　3：吐字单调，含糊不清，难以听懂。

　　　4：语言含糊，难以听懂。

（19）面部表情

　　　0：正常。

　　　1：面部表情呆板，表情动作轻微减少。

　　　2：面部表情肯定异常减少，但程度较轻。

　　　3：面部表情中度损害，但仍能张口、两唇分开。

　　　4：呈面具脸，面部表情严重或完全消失，张口时仅双
　　　　　唇分开0.5 cm左右。

（20）静止性震颤

　　　面、唇和下颌　　右臂　　左臂　　右腿　　左腿

　　　0：无。

　　　1：偶尔有轻度震颤。

　　　2：持久存在较小振幅的震颤或间断出现中等振幅的震
　　　　　颤。

　　　3：持续较久的中等振幅的震颤。

　　　4：持续较久的大幅度震颤。

（21）双手动作性震颤或位置性震颤

　　　右臂　　左臂

　　　0：无。

　　　1：仅动作时手部轻微震颤。

　　　2：动作时有中等幅度震颤。

　　　3：动作时或手处于某一位置时有中等幅度的震颤。

　　　4：明显动作性震颤，影响和妨碍进食。

（22）强直（端坐放松体位，病人做肢体大关节被动动作，
只判断张力高低，不考虑齿轮感觉）

　　　颈　右臂　　左臂　　右腿　　左腿

　　　0：无。

　　　1：引发肢体相对或相邻动作时觉察张力轻度增高。

2：轻到中度增高。

3：明显增高，但动作活动范围不受限。

4：严重增高，妨碍受试肢体达到最大活动范围。

（23）手指拍打（最大程度的拇—食指拍打，两手分别执行）

0：正常（≥15次／5 s）。 右手 左手

1：11～14次／5 s；速度轻度减慢，幅度轻度变小。

2：7～10次／5 s，中度损害，幅度越来越小，拍打中偶尔可有停顿。

3：3～6次／5 s，严重损害，运动开始时十分缓慢，如犹豫状态或动作进行中有暂停现象。

4：0～2次／5 s，几乎不能完成拍打动作。

（24）手部运动（单手最大幅度快速握拳、张开运动，两手分别执行）

右手 左手

0：正常。

1：动作轻度减慢，幅度轻度减小。

2：中度损害，幅度越来越小，似疲劳状，运动中偶尔有暂停。

3：严重损害，动作开始时缓慢，如犹豫状态，动作进行中有暂停现象。

4：几乎不能完成测试。

（25）双手快速同时轮替动作（可用双手交替翻正、垂直或水平的反向动作）

右手 左手

0：正常。

1：轻度减慢，（或）幅度轻度变小。

2：明显受累。幅度越来越小，偶尔有停顿状态。

3：严重受累。动作开始时十分缓慢如犹豫状态或动作进行中有暂停现象。

　　　4：几乎不能完成测试。

（26）下肢灵活度（最快的反复踮起足跟动作，抬起整个腿部。足跟抬高6 cm）

　　　右腿　左腿

　　　0：正常。

　　　1：动作轻度减慢，幅度轻度变小。

　　　2：中度损害。幅度越来越小，似疲劳状态，动作中偶尔有暂停。

　　　3：严重损害。动作开始时缓慢，犹如犹豫状态。动作进行中有暂停现象。

　　　4：几乎不能完成测试。

（27）从椅中起立（双手交叉抱在胸前，从木或铁靠背椅中起立）

　　　右手　左手

　　　0：正常。

　　　1：缓慢，可能需尝试1次以上才完成。

　　　2：需撑椅子把手才起立。

　　　3：易跌回椅中；需尝试1次以上，没有他人帮助时，努力撑才能站起。

　　　4：无他人帮助不能站起。

（28）姿势

　　　0：正常。

　　　1：不完全立直，轻度前倾，犹如通常老年人状态。

　　　2：中度前倾姿势，显得异常；也可轻微向一侧倾斜。

　　　3：严重前倾、弯背，也可中度向一侧歪斜。

　　　4：躯体明显弯曲，姿势极度异常。

（29）步态

　　　0：正常。

　　　1：行走缓慢，可小步曳行，但无慌张或前冲步态。

　　2：行走困难，但很少或不需扶持，可有一定程度的慌
　　　张、小步或前冲。
　　3：严重步态障碍，需扶助。
　　4：无法行走，甚至扶助时也无法行走。
　　（30）姿势平衡（睁眼直立、双足稍分开，做好准备。检查
者在身后突然推拉肩部的反应）
　　0：正常。
　　1：后仰，但不需要帮助而恢复直立状。
　　2：姿势反应消失。如检查者不扶住，病人可能跌倒。
　　3：非常不稳，有自发失去平衡的倾向。
　　4：无人扶助不能站立。
　　（31）身体运动迟缓和减少（包括协同缓慢、犹豫状态、手
臂摆动减少，全身运动幅度小而慢）
　　0：无。
　　1：动作轻微减慢，像是审慎行事，对某些人来说可能
　　　是正常，但幅度减小。
　　2：动作轻度减慢，动作肯定异常减少，有时动作幅度
　　　减小。
　　3：动作中度减慢、减少，动作幅度减小。
　　4：动作明显减慢、减小，动作幅度很小。
　　UPDRS的第四分量表（UPDRS subscale Ⅳ）对于PD病人治
疗1周内出现的治疗并发症（运动障碍和症状波动）的评分。
　　（32）运动障碍
　　劳动日一日中有多少时间出现运动障碍？
　　0：无。
　　1：一日中1%～25%的时间。
　　2：一日中26%～50%的时间。
　　3：一日中51%～75%的时间。
　　4：一日中76%～100%的时间。

（33）功能障碍

运动障碍时功能丧失的程度如何？（本项内容可经检查医师修正）

    0：无功能障碍。

    1：轻度功能障碍。

    2：中度功能障碍。

    3：重度功能障碍。

    4：完全功能障碍。

（34）疼痛所致运动障碍

运动障碍时如何疼痛？

    0：无疼痛性运动障碍

    1：轻度。

    2：中度。

    3：重度。

    4：极重。

（35）清晨出现的肌张力障碍

    0：无。

    1：有。

（36）是否"关"期出现可根据一次用药后的时间来预测？

    0：不可预测。

    1：可以预测。

（37）是否"关"期出现不可根据一次用药后的时间来预测？

    0：可预测。

    1：不可预测。

（38）是否"关"期均突然发生（如几秒内）

    0：并非如此。

    1：是。

（39）病人清醒一日中平均"关"期的时间？

    0：无关期。

1：一日中1%～25%的时间。

2：一日中26%～50%的时间。

3：一日中51%～75%的时间。

4：一日中76%～100%的时间。

UPDRS的第五分量表（UPDRS subscale V）评分用于症状严重度的分级。

0级：无疾病体征。

1级：单侧肢体症状。

1.5级：单侧肢体＋躯干症状。

2级：双侧肢体症状。平衡无障碍。

2.5级：轻度双侧肢体症状。当双腿并拢闭眼站立时，被轻推后能维持平衡。

3级：轻到中度双侧肢体症状。上述站立时轻推后不能维持平衡。病人的许多功能受限制，但有时仍能工作（取决于工种）和自我照顾。转弯变慢。

4级：严重障碍，症状俱全。病人虽能行走和站立但已受到严重损害。

5级：病人限制在轮椅或床上，需人照料。

UPDRS的第六分量表（UPDR Ssubscale Ⅵ），本表为改良的评分。对于PD病人在活动功能最佳状态（"开"期）和在活动功能最差状态（"关"期）程度的评分。可在研究检查处搜集病史来评定。如果本表不适用，可标记×。

由医务人员或患者评估

100%——完全独立，能做各种家务，速度不慢，毫无困难，或受损。

90%——完全独立，能做各种家务，速度稍慢，有一定的困难或受损，可能需要双倍时间。

80%——能独立完成大部分家务，但需双倍时间，感到吃力、速度缓慢。

70%——不能完全独立，做某些家务较困难，需3～4倍的时间，做家务需用1天的大部分时间。

60%——某种程度独立，能做大部分家务，但极为缓慢和费力，出错误，某些家务不能做。

50%——更多地依赖他人，半数需要帮助，任何事情均感困难。

40%——极需依赖他人，在帮助下做各种家务，但很少独立完成。

30%——费力，有时一些家务可独立做开头，需要更多帮助。

20%——生活不能自理，对一些家务能帮少量的忙，严重残疾。

10%——完全依赖他人，不能自理，完全残疾。

0——自主神经功能障碍如吞咽困难，大小便失禁，卧床。

第八节　焦虑障碍疾病量表

一、Sinoff 等焦虑筛查简表

1. 介绍

Sinoff 等焦虑筛查简表（SAST）是一个用于检查老年人焦虑状态的简易工具。它由10个关于患者感受的简单问题组成。

2. 内容

表 7-17 Sinoff 等焦虑筛查简表

问题	回答	评分
你是否易激动,处于边缘状态	从不	1
	很少	1
	有时	2
	经常	3
	总是	4
你是否觉得一些可怕的事情要发生	从不	1
	很少	1
	有时	2
	经常	3
	总是	4
你是否为自己现在的状态担忧	从不	1
	很少	1
	有时	2
	经常	3
	总是	4
你是否觉得你已经驾驭自己的生活	从不	4
	很少	4
	有时	3
	经常	2
	总是	1
你能放松吗	从不	4
	很少	4
	有时	3
	经常	2
	总是	1

问题	回答	评分
你是否为背痛、颈部疼痛和头痛而苦恼	从不	1
	很少	1
	有时	2
	经常	3
	总是	4
你是否多汗或者心悸	从不	1
	很少	1
	有时	2
	经常	3
	总是	4
你是否急躁易怒	从不	1
	很少	1
	有时	2
	经常	3
	总是	4
你是否睡眠正常	从不	4
	很少	4
	有时	3
	经常	2
	总是	1
你是否为头晕或者晕厥而痛苦	从不	1
	很少	1
	有时	2
	经常	3
	总是	4

SAST=10个问题分数之和

3. 解释

（1）最小分：10；

（2）最高分：40。

SAST	解释
≤21	阴性(没有)
22～23	边界状态
≥24	阳性(确诊)

特性：

此量表在焦虑和非焦虑患者身上有明显的不同。

焦虑患者灵敏度75.4%，特异性78.7%。

抑郁患者灵敏度83.3%，特异性70.5%。

有限性：某些项目（疼痛、心悸、头晕）可能由原发病引起。

二、Zung焦虑状况调查量表 The Anxiety Status Inventory （ASI） of Zung

1.介绍

焦虑状况调查量表是 （ASI） Zung为焦虑患者设计的常规检查工具。量表包括20个精神和躯体焦虑症状，观察者依据患者症状评分。

2.内容

表7-18　Zung焦虑状况调查量表

精神和躯体的焦虑症状	提问
①焦虑	你是否感到焦虑不安
②害怕	你是否曾经感到害怕
③惊恐	你是否易心烦意乱,曾经或者曾想惊恐发作
④精神分裂	你是否感到自己正分裂,裂变成碎片

精神和躯体的焦虑症状	提问
⑤忧虑	你是否心神不安,感到即将发生可怕的事情
⑥震颤	你是否曾经感到自己在颤抖、晃动
⑦躯体疼痛	你是否感到头痛,颈部或背部疼痛
⑧乏力	你是否容易觉得疲劳,曾有无力发作
⑨静坐不能	你是否发现自己躁动不安,静坐不能
⑩心悸	你是否觉得心跳失控,心悸
⑪头晕	你是否有头晕发作
⑫晕厥	你是否曾经晕厥或者类似晕厥发作
⑬呼吸困难	你是否觉得呼吸困难,费力
⑭感觉异常	你是否曾有手指或口周麻木和针刺感
⑮恶心、呕吐	你是否曾有胃部疾病或者想要呕吐
⑯尿频	你排尿的频次如何
⑰多汗	你是否曾经手部多汗和手湿
⑱脸红	你是否曾经感到脸红发热
⑲失眠	你睡眠如何?(是否有睡眠障碍)
⑳噩梦	你是否做噩梦

评分指南

(1)增加焦虑的问题:①,②,③,④,⑥,⑦,⑧,⑩,⑪,⑫,⑭,⑮,⑯,⑱,⑳。

(2)减少焦虑的(反向)问题:⑤,⑨,⑬,⑰,⑲。

评分标准:观察患者表现或者根据患者回答的严重度评分。

（1）从不或者很少：1；

（2）小部分时间：2；

（3）相当多时间：3；

（4）绝大多数或者全部时间：4。

3. 解释

（1）最小严重度评分：20；

（2）最大严重度评分：80；

（3）评分越高，患者的焦虑症状越严重；

（4）ASI 指数=粗评分/80×100。

三、医院焦虑抑郁量表（HAD Scale）

1. 介绍

医院焦虑抑郁量表（HAD）是一个为门诊病人设计的抑郁和焦虑自评量表。作者来自英国的利兹詹姆士医院。

2. 内容

14个问题中包括：7个焦虑问句，7个抑郁问句。

指导语：情绪在大多数疾病中起着重要作用，如果医生了解您的情绪变化，他们就能给您更多的帮助。请您阅读以下各个项目，在其中最符合您上周以来的情绪评分上画一个圈。对这些问题的回答不要做过多的考虑，立即做出的回答会比考虑后再回答更切合实际。

表7-19　医院焦虑抑郁量表（HAD Scale）

问题	回答	评分
1. 我感到紧张(或痛苦)	几乎所有时候	3(A)
	大多数时候	2
	有时	1
	根本没有	0

续表

问题	回答	评分
2. 我对以往感兴趣的事情还是有兴趣	肯定一样	0(D)
	不像以前那样多	1
	只有一点儿	2
	基本上没有了	3
3. 我感到有点害怕,好像预感到有什么可怕事情要发生	非常肯定和十分严重	3(A)
	是有,但并不太严重	2
	有一点,但并不使我苦恼	1
	根本没有	0
4. 我能够哈哈大笑,并看到事物好的一面	我经常这样	0(D)
	现在已经不大这样了	1
	现在肯定是不太多了	2
	根本没有	3
5. 我的心中充满烦恼	大多数时间	3(A)
	常常如此	2
	时时,但并不经常	1
	偶然如此	0
6. 我感到愉快	根本没有	3(D)
	并不经常	2
	有时	1
	大多数	0
7. 我能够安闲而轻松地坐着	肯定	0(A)
	经常	1
	并不经常	2
	根本没有	3

续表

问题	回答	评分
8. 我好像感到情绪在渐渐低落	肯定	3(D)
	并不像我应该做到的那样关心	2
	我可能不是非常关心	1
	我仍像以往一样关心	0
9. 我感到有点害怕,好像某个内脏器官变坏了	确实非常多	0(A)
	是不少	1
	并不很多	2
	根本没有	3
10. 我对自己的仪容(打扮自己)失去兴趣	差不多是这样做的	3(D)
	并不完全是这样做的	2
	很少这样做	1
	几乎从来不这样做	0
11. 我有点坐立不安,好像感到非要活动不可	确实很经常	3(A)
	时常	2
	并非经常	1
	根本没有	0
12. 我对一切都是乐观地向前看	几乎所有的时间	0(D)
	很经常	1
	有时	2
	根本没有	3
13. 我突然发现恐慌感	根本没有	3(A)
	有时	2
	很经常	1
	非常经常	0
14. 我能欣赏一本好书或一个好的广播或电视节目	常常	0(D)
	有时	1
	并非经常	2
	很少	3

焦虑评分=7个焦虑项目得分之和

抑郁评分=7个抑郁项目得分之和

3. 解释

（1）最小分：0；

（2）最大分：21。

评分	焦虑或者抑郁
≤7	不存在
8～10	可疑
≥11	肯定

第九节 抑郁评估量表

一、抑郁病人筛选指征

1. 介绍

抑郁是一种常见疾病。在临床工作中，内科医生应该根据某些临床症状发现患者是否患有抑郁的可能性。

2. 内容

如果患者有下列症状，医生应该筛查有无抑郁：

（1）最近体重减轻；

（2）正面临严重的应激状态；

（3）模糊的躯体症状（失眠症、头痛、胃痛）；

（4）描述抑郁具有的任何躯体或者情感异常症状（睡眠、进食、性功能等异常，缺乏性趣、忧愁感等）；

（5）酗酒史或者其他自我药物治疗行为史；

（6）自我破坏性行为史；

（7）目前服用有抑郁副作用的药物（抗高血压药、激素、左旋多巴、β-受体阻断剂、H_2-组胺受体拮抗剂等）；

（8）遭受卒中、糖尿病或者癌症等疾病的痛苦；

（9）产后妇女；

（10）曾被诊断过抑郁；

（11）有抑郁症、自杀或者精神病的家族史。

二、老年抑郁量表（The Geriatric Depression Scale）

1. 介绍

1982 年 Brink 等人创制了老年抑郁量表（GDS），此量表是专为老年人设置的可以自我评定的抑郁筛查表。

2. 内容

表 7-20　老年抑郁量表

	选择最切合您最近一周来的感受的答案	答案	
		是	否
1	你对生活基本上满意吗	0	1
2	你是否已经放弃了许多活动和兴趣	1	0
3	你是否觉得生活空虚	1	0
4	你是否常感到厌倦	1	0
5	你觉得未来有希望吗	0	1
6	你是否因为脑子里有一些想法摆脱不掉而烦恼	1	0
7	你是否大部分时间精力充沛	0	1
8	你是否害怕会有不幸的事落到你头上	1	0
9	你是否大部分时间感到幸福	0	1
10	你是否常感到孤立无援	1	0
11	你是否经常坐立不安,心烦意乱	1	0
12	你是否希望待在家里而不愿意去做些新鲜事	1	0
13	你是否常常担心将来	1	0

续表

	选择最切合您最近一周来的感受的答案	答案	
		是	否
14	你是否觉得记忆力比以前差	1	0
15	你觉得现在生活很惬意	0	1
16	你是否常感到心情沉重、郁闷	1	0
17	你是否觉得像现在这样生活毫无意义	1	0
18	你是否常为过去的事忧愁	1	0
19	你觉得生活很令人兴奋吗	0	1
20	你开始一件新的工作困难吗	1	0
21	你觉得生活充满活力吗	0	1
22	你是否觉得你的处境毫无希望	1	0
23	你是否觉得大多数人比你强得多	1	0
24	你是否常为些小事伤心	1	0
25	你是否常觉得想哭	1	0
26	你集中精力困难吗	1	0
27	你早晨起来很快活吗	0	1
28	你希望避开聚会吗	1	0
29	你做决定很容易吗	0	1
30	你的头脑像往常一样清晰吗	0	1

表现为抑郁的评分为：

回答为"否"的被认为是抑郁反映的问题：1，5，7，9，15，19，21，27，29，30

回答为"是"的被认为是抑郁反映的问题：2，3，4，6，8，10，11，12，13，14，16，17，18，20，22，23，24，25，26，28。

评分=所有问题的答案

3. 解释

（1）对于结果应给予慎重的解释。

（2）评分位于0～10，正常；11～13边界状态；14～30抑郁。

三、祖恩氏抑郁症自我评定等级量表（SDS量表）

1. 介绍

此量表于1965年由祖恩（Zung）编制，为自评量表，评定时间跨度为一周，通过患者的症状，可以简单明确地诊断抑郁。

2. 内容

此量表包括10个阳性症状和10个阴性症状的问题。

负性词陈述，正序记分的问题有：1，3，4，7，8，9，10，13，15，19。

正性词陈述，反序记分的问题有：2，5，6，11，12，14，16，17，18，20。

表7-21　祖恩氏抑郁症自我评定等级量表（SDS量表）

	问题	偶尔	有时	大多数	几乎全部
1	我感到情绪沮丧,郁闷	1	2	3	4
2	我感觉早晨心情最好	4	3	2	1
3	我要哭或想哭	1	2	3	4
4	我夜间睡眠不好	1	2	3	4
5	我像往常吃的一样多	4	3	2	1
6	我的性生活正常	4	3	2	1
7	我感到体重减轻	1	2	3	4
8	我为便秘苦恼	1	2	3	4
9	我心跳比平常快	1	2	3	4
10	我无故感到疲劳	1	2	3	4

	问题	偶尔	有时	大多数	几乎全部
11	我的头脑像往常一样清醒	4	3	2	1
12	我做事情像平常一样感到不困难	4	3	2	1
13	我坐卧不安，难以保持平静	1	2	3	4
14	我对未来充满希望	4	3	2	1
15	我比平常更易激怒	1	2	3	4
16	我觉得决定做什么事很容易	4	3	2	1
17	我觉得自己是有用和不可缺少的人	4	3	2	1
18	我的生活很有意义	4	3	2	1
19	假如我死了别人会更好	1	2	3	4
20	我仍然喜欢自己平时喜欢的东西	4	3	2	1

总粗分=所有问题得分总和

平均分=总粗分/ 20

SDS抑郁自评量表指数= 总粗分/80

3. 解释

（1）最小总粗评分：20；

（2）最大总粗评分：80；

（3）最小SDS抑郁自评量表指数：0.25；

（4）最大SDS抑郁自评量表指数：1.0；

（5）正常对照组指数： 0.25～0.43；

（6）排除其他疾病的抑郁人群的指数：0.38～0.71；

（7）确诊排除抑郁诊断的指数：0.63～0.90。

四、Koenig 等简明抑郁量表

1. 介绍

抑郁是很常见，但却易被忽视的疾病。Koenig 等设计了这一只需回答"是"或"否"的简明量表，被广泛应用于急诊室和老年人。

2. 内容

表7-22　Koenig 等简明抑郁量表

	选择最适合你最近一周的情况的答案	是	否
1	你是否经常感到无聊	×	
2	你是否经常感到躁动不安	×	
3	你是否喜欢烈性酒		×
4	你是否觉得你的记忆力有严重的问题	×	
5	在你读报纸的时候是否能轻易地集中注意力		×
6	你是否极力避免社交活动	×	
7	你是否常感到垂头丧气和忧郁	×	
8	大多数情况下你是否感到幸福		×
9	你是否经常感到无助	×	
10	你是否感到自己没有价值,对自己感到羞耻	×	
11	你是否经常希望自己死亡	×	

3. 解释

抑郁情绪:1,3,7,8。

DSM-Ⅲ-R重症抑郁诊断标准:2,5,6,10,11。

有关无助-绝望和记忆的条目:4,9。

表上带有"×"的答案表示抑郁。

评分=抑郁反映的总分。

五、爱丁堡妊娠后抑郁量表

1. 介绍

爱丁堡妊娠后抑郁量表（EPDS）是专为最近妊娠的妇女设计的,它是包含10个条目的自评量表。其由苏格兰爱丁堡大学设计。

2. 内容

指导语：如果您最近刚生完小孩，我们想知道您的感受。请在下列条目中最能代表您最近一周感受的答案下画线。

问题：在过去的7天里

（1）我可以微笑，看见事情好的一面。

反映及评分：

　　①像往常一样　0

　　②比以前少　1

　　③现在比以前少得多　2

　　④根本不能　3

（2）我寻找快乐的事情。

反映及评分：

　　①像往常一样　0

　　②比以前稍有减少　1

　　③比以前明显减少　2

　　④根本不　3

（3）发生故障时，我常没有缘故地责备自己。

反映及评分：

　　①大多数情况是这样的　3

　　②有时是这样的　2

　　③偶尔　1

　　④从不　0

（4）我常没有缘故地焦虑。

反映及评分：

　　①根本不　0

　　②很少　1

　　③有时，时常　2

　　④经常　3

（5）我常没有缘由地恐惧或惊慌。

反映及评分：

　　①相当多　3

　　②有时　2

　　③偶尔　1

　　④根本不　0

（6）事情降临于我。

反映及评分：

　　①大多数情况下我不能应付　3

　　②有时我不能像以往一样处理问题　2

　　③大多数情况我能很好地处理问题　1

　　④我像以往一样应对问题　0

（7）我因睡眠障碍而不快。

反映及评分：

　　①大多数情况　3

　　②经常　2

　　③偶尔　1

　　④根本不　0

（8）我觉得悲惨和不幸。

反映及评分：

　　①大多数情况　3

　　②经常　2

　　③偶尔　1

　　④根本不　0

（9）我感到不快而哭泣。

反映及评分：

　　①大多数情况　3

　　②经常　2

　　③偶尔　1

④从不 0

（10）我曾有自伤的想法。

反映及评分：

①大多数情况 3

②经常 2

③偶尔 1

④从不 0

3. 解释

（1）最小分：0；

（2）最大分：30；

（3）评分等于10个条目的总和，得分越高，抑郁症状越严重；

（4）阈值12～13分可以检测出所有患有确诊重症抑郁症和大多数患有可能的重症抑郁症的患者。但是这一阈值对于轻性抑郁症有假阴性，正常女性有假阳性的不足。

六、Hassanyeh 抑郁症严重程度临床评分

1. 介绍

Hassanyeh 等设计了一个临床医生可以评定抑郁患者的严重程度的简单量表。

2. 内容

项目：

（A-1部分） 抑郁表现

（A-2部分） 激越或者滞后表现

（A-3部分） 与其他人接触、交往

（B部分） 患者的情感

表7-23　Hassanyeh 抑郁症严重程度临床评分量表

组别	语句	评分
病人是否	根本看不出抑郁	0
	仅有轻度抑郁的表现	1
	明显的抑郁表现,但是可以高兴起来	2
	整天抑郁,表现严重	3
病人是否	既不表现激越又不表现滞后	0
	轻度的激越或者滞后	1
	表现明显的激越或者滞后,但并不总是如此	2
	整天激越或者滞后,表现严重	3
病人是否	可与其他人正常交往,毫无困难	0
	可与其他人交往,但有轻度困难	1
	可与其他人交往,但是很紧张	2
	不能忍受/避免与其他人交往,希望独处	3
病人是否感觉	他/她与正常一样	0
	他/她明显好转,几乎达到正常	1
	他/她好转,但是仍然抑郁	2
	他/她没有改变,像以往一样抑郁	3

3. 解释

（1）最小分：0；

（2）最高分：12；

（3）评分等于4个项目分数之和。分数越高，抑郁程度越重。

评分	抑郁程度
0	无
1~4	轻度
5~8	中度
9~12	严重

第十节　痴呆量表

一、简易精神状态检查表（MMSE）

1. 介绍

1975年Folstein等设计了一个用于评定老年人认知功能障碍等级的量表，并且被用于检查阿尔茨海默（Alzheimer）病早期老年性痴呆和治疗的效果，但是此量表对于治疗后的改变敏感性差。此量表设计合理，应用广泛和简洁，很多医生都会选择它来测评。

2. 内容

（1）今年是公元哪年？　　　　　　1　　0

现在是什么季节？　　　　　　1　　0

现在是几月份？　　　　　　　1　　0

今天是几号？　　　　　　　　1　　0

今天是星期几？　　　　　　　1　　0

（2）咱们现在是在哪个城市？　　　1　　0

咱们现在是在哪个区？　　　　1　　0

咱们现在是在什么街（胡同）？　1　　0

咱们现在是在哪个医院？　　　1　　0

这里是第几层楼？　　　　　　1　　0

（3）我告诉您三种东西，在我说完之后，请您重复一遍，这三种东西都是什么？

3　　2　　1　　0

树，钟，汽车（各1分，共3分）

（4）100－7=？连续5次（各1分，共5分）。

5　　4　　3　　2　　1　　0

（5）现在请您说出刚才我让您记住的那三样东西（各1分，共3分）。

        3   2   1   0

（6）（出示手表）这个东西叫什么？   1   0

     （出示铅笔）这个东西叫什么？   1   0

（7）请您跟着我说"大家齐心协力拉紧绳"。 1   0

（8）我给您一张纸，请按我说的去做，现在开始："用右手拿着这张纸，用两只手将它对折起来，放在您的左腿上"（每项1分，共3分）。

        3   2   1   0

（9）请您念一念这句话，并且按着上面的意思去做"闭上您的眼睛"。   1   0

（10）请您给我写一个完整的句子。   1   0

（11）（出示图案）请您照着这个样子把它画下来。1   0

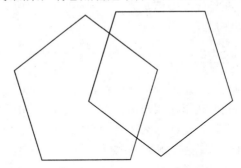

3. 解释

（1）检查需要5～10 min，仅需要一只手表，一根铅笔和一张纸。

（2）每个单词朗读时间1 s，根据第一次复述结果评分，但是重复朗读单词直至患者可以复述，最多6次，如果患者最终仍不能完全复述所有单词，则认为回忆测试结果没有意义。

（3）计算：每步1分，如果患者不能进行这项检查，那么要求患者倒着拼写"world"，每拼写正确一个字母，给1分。

（4）书写：句子必须包括主语和动词，符合逻辑，不要求语法和拼写正确，必须是患者自己写的，不能是检查者口述的句子。

（5）要求患者画两个互相交错的五角形，边长约30 cm（1英尺），应像2.（11）下图显示的一样，必须包括10个角，两个必须交错，可以忽略图形的颤抖和扭转。

（6）此量表的内部一致性高，测试和再测试之间、检查者之间的一致性好。

（7）引导语："我将问您一些问题，检查您的记忆力和思考问题的能力，有些问题很简单，有些问题对于每个人来说都较难，尽您最大努力回答问题，如果不会，您不必紧张。"

（8）评分标准：总分30分，划分痴呆的标准：文盲≤17，小学≤20，中学（包括中专）≤22，大学（包括大专）≤23。

（9）对于痴呆早期敏感性差，对血管性、多发硬化性、帕金森性的认知功能障碍敏感性差。对于失语症和构音障碍的患者，此检查不太适用。

（10）有中文版本。

二、智能状态短期检查

1. 介绍

此量表由Kokmen等于1991年设计，尽管此量表未被广泛应用，但是因其检查认知功能，而不仅是记忆，导致其对早期痴呆更敏感。尽管尚无纵向研究的结果发表，仍可因为此量表的特性而将其作为常规检查。

2. 内容

表7-24 智能状态短期检查量表

项目	内容	评分
①定向力	名字、地址、现在所在地、城市、州,年、月、日	(8)
②注意力	数字广度:2-9-6-8-3,5-7-1-9-4-6,2-1-5-9-3-6-2	(7)*
③即刻回忆	四个不相关的单词"苹果、李明、慈爱、隧道"	(4)
④计算力	5×13,65-7,58÷2,29+11	(4)
⑤抽象力	类似性:橘子/香蕉,狗/马,桌子/书桌	(3)
⑥时空间	画一个表;指针指向11:20;临摹	(2);(2)
⑦常识	总统,第一总统	(4)
⑧回忆	四个单词"苹果、李明、慈爱、隧道"	(4)

总分38分。每要求重复上述4个单词一遍,减1分

3. 解释

（1）经过对比研究，此量表的有效性较高。

（2）敏感性：对于80~89岁的老人，痴呆分界分≤29；对于90岁以上的老人，痴呆分界分≤28。

（3）此量表没有检测语言功能，偏重于检查记忆和定向力，对于严重的局灶功能损害患者，评分仍可以很高。需在其他人群验证此量表的全面有效性，尚未在病理确诊的患者中验证量表的有效性。

三、Hachinski缺血指数量表

1. 介绍

缺血指数可以通过临床发现明确的血管性痴呆。

2. 内容

表7-25 Hachinski缺血指数量表

临床发现	评分
突发急性起病	2
阶梯式恶化	1
波动式病程	2
夜间意识模糊	1
人格相对保持完整	1
抑郁	1
躯体不适叙述	1
情感失禁	1
高血压病史	1
卒中病史	2
动脉硬化	1
局灶神经症状	2
局灶神经体征	2

缺血指数=所有分数总和

3. 解释

（1）最小分：0；

（2）最高分：18。

评分	诊断
>7分	血管性痴呆
4~7	边界,混合性痴呆
<4	变性病性痴呆(Alzheimer等)

四、Loeb and Gandolfo 改良的缺血量表（MIS）

1. 介绍

Loeb and Gandolfo 根据 Hachinski 缺血量表设计了改良的缺血量表。增加了 CT 扫描的项目，删除了一些不重要的项目。

参量：

（1）起病形式；

（2）卒中病史；

（3）症状；

（4）体征；

（5）CT 低密度灶。

2. 内容

表 7-26 Loeb and Gandolfo 改良的缺血量表（MIS）

参量	结果	评分
起病形式	突发	2
	非突发	0
卒中病史	有	1
	无	0
神经局灶症状	有	2
	无	0
神经局灶体征	有	2
	无	0
CT 低密度灶	无	0
	孤立	2
	多发	3

改良的缺血评分=5个参量分数之和

3.解释

（1）最小分：0；

（2）最高分：10。

改良的缺血评分	诊断
0~2分	Alzheimer性老年痴呆
3~4分	不确定或者混合性痴呆
5~10分	多发梗塞性痴呆

五、Blessed定向力-记忆力-注意力检查（BOMC）

1.介绍

Blessed 和他的同事于 1968 年首次设计了一种可以检查痴呆患者认知功能和神经病理改变之间的关系的量表，此量表被用于多种临床研究。简本的 BOMC 是简易智力状况检查法（MMSE）的简短版本，但是其心理测验部分已经过充分的文献证明。简本 BOMC 包括 6 个检查项目，复杂的 Blessed 常识—记忆力—注意力测验（BIMC）包括 26 个检查项目，包括其他定向检查，记忆力和注意力等项目。

2.内容

表7-27　BIMC　Blessed的常识-记忆-注意力检查量表

项目	评分
常识	
您的姓名是什么	1
现在是几点	1
现在是上午还是下午	1
今天是星期几	1

续表

项目	评分
今天是几号	1
现在是几月份	1
今年的年份	1
您的住处的门牌号	1
街道名	1
城市名	1
您现在什么地方(家,医院等)	1
识别人物(医生、护士、招待员、病人、家属等任意2个)	1分/1个,共2分
记忆	
(1)个人	
您的出生日	1
您的出生地点	1
您上学的学校	1
您的职业	1
您的兄弟或者妻子的名字	1
您曾经工作过的任一城市名称	1
您的上司的名字	1
(2)非个人	
抗日战争的时间(一战)*	1
新中国成立的时间(二战)*	1
总理的名字	1
主席的名字	1
名字和地址(李克明,广州市,人民路42号。5 min后回忆)	

项目	评分
注意力	
将"红黄蓝白黑"五种颜色倒过来讲一遍（或倒数12个月）	2，1，0
从1数到20	2，1，0
从20数到1	2，1，0
回忆刚才的人名和地址	5，4，3，2，1，0

总分36分，痴呆的分界值：文盲≤19，小学≤23，中学≤26

*相差3年之内，给1/2分

3. 解释

（1）量表检查需要5 min。

（2）此量表的可信性和准确性较高，简本的BOMC和复杂的BIMC检查结果与Alzheimer病的病理发现相关。

（3）Blessed量表与临床痴呆等级量表有关。目前尚无此量表的特异性、敏感性和人群预测价值方面的研究报道。

（4）BOMC较MMSE简单方便，可以应用于运动性残疾，言语贫乏的病人，可以用于电话检查。

（5）此量表不能用于诊断痴呆，需与认知功能其他方面的检查相结合，方能诊断痴呆。

可与以下特殊认知功能检查联合应用：视空间、词语流利性、多步骤操作和命名，医生可以结合病史得出一个全面合理的认知功能评价。

六、定向力-记忆力-注意力检查简表

1. 内容

表7-28 定向力-记忆力-注意力检查简表

项目	最大错误	评分	加权	加权后评分
①现在是哪年	1		×4	=
②现在是几月	1		×3	=
回忆下面的人名和地址： 李明，广州市，人民路42号			×3	=
③现在是几点（相差1 h之内）	1		×2	=
④从20数到1	2		×2	=
⑤倒数月份（或者将"红黄蓝白黑" 五种颜色倒过来讲一遍）	2		×2	=
⑥将刚才的人名和地址回忆一遍	5		×2	=
总分				=

2. 解释

错误1次，评1分；最大加权后的错误评分=24分。

（谢莉红）

参考文献

［1］吕传真.神经病学［M］.第3版.上海：上海科学技术出版社，2015：3.

［2］吕传真，周良辅.实用神经病学［M］.第4版.上海：上海科学技术出版社，2014：2.

［3］Jack N.Alpert.神经病学诊断——实用临床入门［M］.曹亦宾，译.天津：天津出版传媒集团，2014：4.

［4］David O.Wibers.梅欧医院神经科检查法［M］.李海峰，译.北京：科学出版社，2002：172.

［5］Geraint Fuller.轻松临床神经系统检查［M］.杜彦辉，译.天津：天津出版传媒集团，2015：92.

［6］大熊辉熊.脑电图判读step by step 入门篇［M］.周锦华，译.北京：科学出版社，2001：29.

［7］大熊辉熊.脑电图判读step by step 病例篇［M］.周锦华，译.北京：科学出版社，2001：153.

［8］刘秀琴.神经系统临床电生理学（脑电图学）［M］.第2卷.北京：人民军医出版社，2004：86.

［9］党静霞.肌电图诊断与临床应用［M］.第2版.北京：人民卫生出版社，2013：86.

［10］崔丽英.简明肌电图学手册［M］.第1版.北京：人民卫生出版社，2006：96.

［11］赵洪芹.简明经颅多普勒超声诊断［M］.第1版.北京：人民卫生出版社，2014：32.

［12］鱼博浪.中枢神经系统CT和MR鉴别诊断［M］.第2版.西安：陕西科学技术出版社，2005：119.

［13］白人驹.医学影像诊断学［M］.第3版.北京：人民卫生出版社，2011：63.

［14］Alejandro A.Rabinstein.脑卒中神经影像学实例解析［M］.王拥军，译.北京：北京大学出版社，2011：157.

［15］郭启航.放射影像学［M］.北京：人民卫生出版社，2015：24.

［16］磁共振成像读片指南——中枢神经系统［M］.第2版.江苏：江苏科学技术出版社，2006：82.

［17］匡培根.神经系统疾病药物治疗学［M］.第2版.北京：人民卫生出版社，2002：32.

［18］李玲.神经科常见用药误区解析［M］.北京：中国医药科技出版社，2010：181.

［19］陈晓春.神经科查体及常用量表速查手册［M］.北京：化学工业出版社，2013：50.

［20］彭丹涛.神经心理认知量表操作指南［M］.北京：人民卫生出版社，2015：36.